营养配膳员职业技能培训丛书

营养配膳员操作规范

主编 袁继红 王栩轶 霍兰兰

科学出版社
北京

内 容 简 介

本书共分3部分，6章，第1部分详细阐述了配膳员职业基础知识、职业宗旨、职业素质、岗位要求、营养配膳员的身体素质、道德规范、食品安全教育及法规教育等，第2部分重点介绍营养配膳过程中的操作流程、规范、感染控制管理、传染病患者配膳和高龄老人配膳管理，第3部分介绍配膳用具消毒灭菌管理、应急预案与操作等内容。本书适用于各级医疗机构配膳员和各界膳食配膳人员参考。

图书在版编目（CIP）数据

营养配膳员操作规范 / 袁继红，王栩轶，霍兰兰主编. -- 北京：科学出版社，2025.7. -- (营养配膳员职业技能培训丛书). -- ISBN 978-7-03-082462-2

Ⅰ. R151.4-65

中国国家版本馆CIP数据核字第2025UP1310号

责任编辑：郝文娜 / 责任校对：张 娟
责任印制：赵 博 / 封面设计：吴朝洪

版权所有，违者必究，未经本社许可，数字图书馆不得使用

科 学 出 版 社出版
北京东黄城根北街16号
邮政编码：100717
http://www.sciencep.com

三河市春园印刷有限公司印刷
科学出版社发行 各地新华书店经销

*

2025年7月第 一 版 开本：720×1000 1/16
2025年10月第二次印刷 印张：9 3/4 插页：2
字数：201 000
定价：65.00元
（如有印装质量问题，我社负责调换）

主编简介

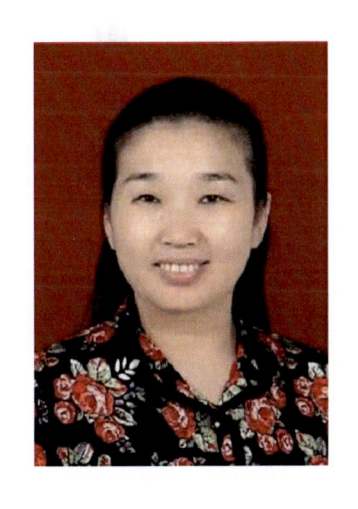

袁继红 中国人民解放军总医院第一医学中心营养室主任，注册营养技师，资深营养配膳管理专家。中国健康管理协会理事，中国健康管理协会膳食营养健康分会常务副会长兼秘书长，中国营养学会膳食与烹饪营养分会副主任委员，中国研究型医院学会后勤分会理事。在全国率先倡导营养配膳员专业化、规范化培训。

主编《医院膳食运行规范》上下册、《膳食营养与治疗护理手册》；牵头编写《医疗机构营养配膳员操作规范》团体标准；主创"一例胃癌患者的治疗膳食始末"项目获"2014年全国品管圈大赛"一等奖；在国内核心期刊发表论文5篇，在SCI收录期刊发表学术论文10余篇。

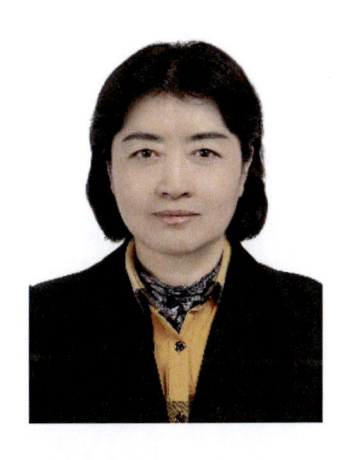

王栩轶 副主任护师，解放军总医院护理专家，中国心理卫生协会护理专业委员会副秘书长，会员部部长。护理领域深耕40余载，在护理管理、老年护理、心理护理、感控管理、疫情防御、老年认知和临床营养方面有专长，特别是护理教学工作中，因材施教，采用多样化的教学方法在保洁、医辅、陪护培训等方面有丰富的经验。参与营养配膳员培训长达10余年，对营养配膳员规范化教学、岗位专业化管理进行了深入研究，构建了完善的营养配膳员培训体系，推动了营养配膳行业的规范化发展。主编和参编护理专著、教材10余部。参与省部级课题多项。

编著者名单

主　审　王　昆　陈守兴
主　编　袁继红　王栩轶　霍兰兰
副主编　匡　红　张　力　颜　梅　周　静　王丹阳
编　者　（以姓氏笔画为序）
　　　　　丁伟伟　王　佳　王　瑛　王夫云　王丹阳
　　　　　王柏森　王莹莹　王栩轶　王蒙蒙　王德红
　　　　　朱晓君　刘香会　刘美静　池　芳　孙凤琪
　　　　　李　霞　李金凤　李艳挥　杨丽珠　杨佳婧
　　　　　吴婷婷　吴鲜华　张　艳　陈　平　陈梦莹
　　　　　周　静　赵　琦　赵谢军　饶兰兰　姜芳芳
　　　　　袁继红　聂一豪　徐焕英　董丽丽　程　萍
　　　　　谢　萍　霍兰兰

前 言

随着医疗技术的不断进步和人们对健康饮食需求的日益增加,医院营养配膳工作的重要性日益凸显。营养配膳员作为医院膳食服务的关键人员,其操作规范对于保障患者饮食安全、促进患者康复、提升医疗服务质量具有重要意义。制订医院营养配膳员操作规范,旨在明确配膳员的职责、操作流程及标准,确保医院膳食服务的科学化、规范化和精细化。

医院营养配膳员操作规范的主要目的在于首先规范操作行为,通过详细规定营养配膳员在信息收集、膳食准备、膳食配送等各个环节操作的细节内容和要求,确保配膳工作有序进行;其次是保障饮食安全,强调食品安全的重要性,要求配膳员严格遵守食品卫生法规,防止食源性疾病的发生;再次是满足营养需求,根据患者的临床病情和营养需求,科学合理地制订膳食计划,确保患者获得充足的营养支持;最后是提升服务质量,通过标准化、规范化的操作流程,提高医院膳食服务的整体质量和患者满意度。

医院营养配膳员操作规范适用于医院内所有从事营养配膳工作的人员,包括但不限于营养配膳员、厨师、送餐员等。要求相关人员必须熟悉并严格遵守本规范,确保医院膳食服务的专业性和有效性。

本书共分3部分,6章,详细阐述了营养配膳员在营养配膳过程中的规范操作,内容包括营养配膳员职业宗旨、职业素质、岗位要求,营养配膳员的身体素质、道德规范、食品安全教育及法规教育等,营养配膳员操作规程,特殊患者营养配膳规范,以及配膳用具的消毒、营养室感染控制管理,应急预案与操作。操作规范是围绕中国健康管理协会团体标准及临床实际情况编写的。

本书得到了中国健康管理协会、中国心理卫生协会护理专业委员会、北京解放军总医院营养科专家和部分护理专家,以及营养室管理者和资深配膳员的大力支持及帮助,在此表示感谢!

医疗改革的深入和人们健康观念的转变,医院营养配膳工作将面临更多的机遇和挑战。我们期望通过本操作规范的实施,能够进一步推动医院膳食服务的创新发展,为患者提供更加优质、安全、营养的膳食服务。同时,也期待广大营养配膳员能够不断学习新知识、新技能,提升自身专业素养和服务水平,为医疗事业的发展贡献自己的力量。

  本书为营养配膳员的规范操作而编写。由于时间仓促，书中不足之处敬请读者及同仁提出宝贵意见和建议，以便再版修改。

袁继红 王栩轶 霍兰兰
解放军总医院第一医学中心
2025 年 3 月

目 录

第一部分 营养配膳员职业基础知识

第1章 营养配膳概述 ……………………………………………… 3
　第一节　营养配膳的概念与意义 ……………………………………… 3
　第二节　营养配膳员的职业概述 ……………………………………… 6
　第三节　配膳（营养室）的环境 ……………………………………… 7

第2章 营养配膳员职业素质与食品安全教育 …………………… 11
　第一节　营养配膳员岗位概述 ………………………………………… 11
　第二节　营养配膳员职业素质与职业素养 …………………………… 14
　第三节　营养配膳员道德规范 ………………………………………… 21
　第四节　食品安全与法规教育 ………………………………………… 22

第二部分 营养配膳员操作规范

第3章 营养配膳员操作规程 ……………………………………… 31
　第一节　营养配膳岗前准备 …………………………………………… 31
　第二节　营养配膳规范操作流程 ……………………………………… 37
　第三节　营养配膳配送安全 …………………………………………… 56
　第四节　营养配膳员岗位协作 ………………………………………… 60
　第五节　营养配膳感染控制管理 ……………………………………… 61

第4章 特殊营养餐配膳流程 ……………………………………… 65
　第一节　信息登记及统计表（单） …………………………………… 65
　第二节　普通患者配膳操作规程 ……………………………………… 79
　第三节　传染病患者配膳操作规程 …………………………………… 86
　第四节　高龄老年患者营养配膳操作规范 …………………………… 89
　第五节　无菌室患者配膳操作规程 …………………………………… 94

第六节　ICU 患者配膳操作规程 ·· 97
　　第七节　治疗膳食配膳操作规程 ·· 101

第三部分　营养配膳员操作辅助知识

第 5 章　配膳用具消毒灭菌管理 ·· 115
　　第一节　配膳用具的分类与清洗 ··· 115
　　第二节　配膳用具的消毒与灭菌 ··· 117
　　第三节　消毒质量检测与配膳用具保管 ······································· 120

第 6 章　医院营养室应急预案与操作 ·· 124
　　第一节　应急预案相关知识 ·· 124
　　第二节　医院营养室应急预案制订 ·· 127
　　第三节　医院营养室应急预案实施 ·· 130
　　第四节　医院营养室应急预案 ··· 133

参考文献 ·· 147

第一部分

营养配膳员职业基础知识

第 1 章

营养配膳概述

学习目标

掌握合理膳食及营养配膳员的服务标准。熟悉营养室的环境管理及营养配膳员的工作要求。了解营养配膳在临床上的意义。

第一节　营养配膳的概念与意义

一、营养配膳的概念

营养配膳是一种以科学营养理论为指导的饮食方式,旨在通过合理搭配食物,达到平衡营养和维持健康的目的。具体来说,营养配膳是根据个人的身体需求、生理特点和营养需求,结合食物中各种营养素的含量,设计出1天、1周或1个月的食谱。这样的食谱能够确保人体摄入的蛋白质、脂肪、碳水化合物、维生素和矿物质等营养素比例合理,从而实现均衡营养膳食。均衡营养配膳不仅是营养干预的一个环节,也是营养师将专业知识应用于实践的重要途径。

二、均衡营养配膳的意义

营养配膳在医疗机构中扮演着至关重要的角色,它不仅关乎患者的康复速度和治疗效果,还涉及患者的整体健康和福祉。通过均衡营养配膳,可以确保患者获得足够的能量和各种必需营养素,同时避免营养素或热量的过高摄入。均衡营养膳食符合生理需要的各种营养素和微量元素,可以改善患者整体营养状况,有效维护消化系统正常生理功能。对于患者,可更好地提高其机体免疫力,抵抗疾病侵袭,降低手术风险,减少术后感染和并发症的发生;缩短住院天数,减少医疗费用。均衡营养配膳的意义主要体现在以下几个方面。

1. **均衡营养需求**　人体需要各种营养素来维持正常的生理功能,如蛋白质、脂肪、碳水化合物、维生素和矿物质等。通过科学合理的营养配餐,可以确保摄入适量的各种营养素，避免营养不良或营养过剩情况的发生。在临床上通过膳食医嘱和合理配膳能更有效地实现平衡营养需求。

2. 维持身体健康　均衡的营养配餐有助于维持身体健康，增强身体免疫力，减少疾病的发生。例如，富含蛋白质的食物有助于维持肌肉和骨骼健康，而富含维生素的食物可以增强免疫系统功能，预防疾病。在患者住院期间有膳食医嘱的指引，可以有效控制患者不合理的膳食习惯，以利于患者身体向健康方向发展。

3. 预防疾病发生　通过减少盐和饱和脂肪的摄入，可以降低患心血管疾病的风险。同时，增加富含纤维的食物的摄入可以降低患糖尿病的风险。文献报道心血管和内分泌系统疾病与饮食不合理有密切关系。

4. 提高免疫力　均衡营养配餐可以提供身体所需的营养素，增强身体免疫力，提高身体对疾病的抵抗力。例如，富含维生素 C 的食物可以增强免疫系统功能，预防感冒和其他疾病。

5. 促进生长发育　对于儿童和青少年来说，均衡营养配餐可以提供身体所需的营养素，促进身体生长发育。例如，富含钙的食物有助于骨骼生长和牙齿发育，而富含蛋白质的食物可以促进肌肉生长和发育。

6. 保持良好心理状态　均衡营养配餐有助于保持良好的心理状态，减轻精神压力和焦虑。例如，富含 B 族维生素的食物可以促进神经系统健康，改善情绪和减轻疲劳。同时，增加富含镁的食物的摄入可以缓解焦虑和压力。

综上所述，均衡营养配餐不仅有助于满足人体对各种营养素的需求，还对维持身体健康、预防疾病、提高免疫力、促进生长发育及保持良好心理状态具有重要作用。在临床上营养师与医师一起制订均衡的膳食方案，营养配膳员合理的配送及膳食知识宣教，有利于患者在住院期间快速康复。

三、均衡营养配膳的标准与原则

均衡营养配膳通常是在完成对个体的营养状况调查和评估之后，根据个体营养状况提出改进方案。包括食材的选择、食谱编制、营养素补充方案及可能的保健食品搭配。

（一）均衡（合理）膳食的概念

均衡膳食又称平衡膳食，是指营养需要与膳食供给之间保持平衡，热量及各种营养素能够满足人体生长发育、生理及体力活动的需要，且各种营养素之间保持适宜比例的膳食。这种膳食模式要求每日三餐所提供的营养必须满足人体的生长、发育和各种生理、体力活动的需要。均衡膳食的原则是全面膳食，即在每餐中包含多种营养素，如蛋白质、碳水化合物、脂肪、维生素、矿物质和纤维素等。

此外，均衡膳食还意味着摄入的各营养素之间具有适当的比例，能达到生理上的平衡。

（二）均衡（合理）膳食的标准

为了达到均衡膳食的标准，建议的每日食谱包括奶类、肉类、蔬菜水果和五谷四大类。同时，应遵循一定的比例，如鱼肉蛋的比例为 2 : 2 : 1，荤素的比例为 1 : 4，主食粗细的比例为 1 : 3，蔬果的比例为 2 : 1。这些比例有助于确保膳食中各种营养素的均衡摄入，从而促进健康和预防疾病。

（三）均衡（平衡）膳食的基本原则

1. 食物多样合理搭配　保持谷物为主的平衡膳食模式，每天的膳食应包括谷类、薯类、蔬菜、水果，还有禽肉、鱼、豆类食物等。每天摄入 12 种以上食物，每周 25 种以上，合理搭配。同时要注意摄入足够的膳食纤维和水分，以维持肠道健康。

（1）多吃瓜果蔬菜、豆类和全谷物，适量摄入奶制品。这些食物是均衡膳食的重要组成部分，应保证每天摄入不少于 300g 的新鲜蔬菜，深色蔬菜应占到 1/2；每天摄入 200～350g 的新鲜水果，果汁不能代替鲜果；摄入各种各样的奶制品，相当于每天 300ml 以上液态奶。此外，经常吃全谷物、大豆制品，适量吃坚果。

（2）适量摄入鱼、禽、蛋和瘦肉。这些食物是优质蛋白质、脂溶性维生素和矿物质的良好来源。平均每天摄入 120～200g，并优先选择鱼和禽类，少吃肥肉、烟熏和腌制肉制品。

2. 粗细搭配　每周至少安排 3 次粗粮，多进食粗粮或杂粮，起到营养互补作用。例如，谷类：小米、玉米、高粱、燕麦、荞麦等，这些食物含有丰富的膳食纤维和维生素；杂豆类：红豆、绿豆、黑豆、蚕豆、豌豆等，它们含有较高的蛋白质和矿物质；块茎类：红薯、山药、土豆、芋头等，这类食物也含有膳食纤维和多种微量元素。

粗粮中的膳食纤维有助于促进肠道蠕动，缓解便秘。但过量食用粗粮可能增加胃肠负担，影响营养素的吸收。因此应粗细搭配，保持营养均衡。

3. 规律进餐定时定量　合理安排一日三餐。不漏餐，规律进餐，餐量适度、足量饮水。不暴饮暴食、不偏食挑食。在温和气候条件下，男性每天喝水 1700ml，女性每天喝水 1500ml。

这些原则有助于确保人体获得全面、均衡的营养，从而维持身体健康。

请注意，这些原则并非一成不变，应根据个人情况、健康状况和营养需求进行适当调整。患者在医院住院期间，要根据膳食医嘱，在营养配膳员的指导下选择进食搭配。

第二节　营养配膳员的职业概述

一、营养配膳员职业的定义

从广义上讲，营养配膳员是指在餐饮服务、医疗保健等场所，从事营养配餐设计、营养指导的人员。他们根据用餐人员的不同特点和要求，综合运用营养学、烹饪和食品原材料等知识，通过营养计算、食谱设计、烹饪原料搭配及烹饪方法改进，为就餐对象提供营养均衡的膳食。从狭义上讲，营养配膳员是为住院就餐患者提供治疗膳食预订、准确分送膳食、回收并清洗餐具，向经治医师、营养医师反馈患者进食情况的工作人员。

二、营养配膳员在医院中的作用

营养配膳员为患者提供住院期间膳食配送及膳食治疗的管理，根据治疗膳食医嘱，按营养师提出的膳食原则及患者的不同疾病需求，配制成符合营养需求的健康膳食，并直接为患者提供各项营养膳食配送和健康饮食宣教服务。在患者进行检查、治疗、康复过程中起到重要的保障作用。同时也促进了医院医疗质量的提升，是非常重要的后勤保障岗位。

三、营养配膳员的职业技能分级

营养配膳员有4个等级，分别为四级/中级工、三级/高级工、二级/技师、一级/高级技师。

1. 四级/中级工　主要从事基础的营养需求调查及分析工作。
2. 三级/高级工　能够进行营养餐的制作和基本的营养指导。
3. 二级/技师　能够进行营养管理和开发营养产品。
4. 一级/高级技师　能够进行高级的营养研究和指导营养政策的制定。

这4个等级反映了营养配膳员在不同阶段的专业能力和职责范围。

四、营养配膳员职业的服务标准和工作要求

（一）营养配膳员职业的服务标准

（1）熟练掌握医院常用膳食医嘱种类适用范围、膳食原则、食物选择、制作要求、餐次要求。

（2）了解患者的诊断、手术情况。掌握患者的特殊检查膳食、禁食、出院时间、更换病床位、更改膳食医嘱等情况。

（3）注重自身修养，严格遵守《员工手册》，做到"三到床前"（订餐、开餐、加餐）、"四个知道"（患者姓名、床号、膳食医嘱、收费标准），确保膳食配送准确率达到100%。

（4）向患者提供文明优质服务，做到无差错、无投诉、无纠纷、综合服务保障满意率≥95%。

（5）保持餐具、餐车、配膳间干净清洁，落实食品安全卫生法规，杜绝交叉感染发生。

（二）营养配膳员职业的工作要求

1. 掌握膳食标准　了解并能够执行相关的膳食配制标准，确保食物的质量和营养价值。

2. 及时收集点餐信息　与医院各病区保持良好的沟通，及时收集患者的点餐信息，以满足不同患者的需求。

3. 准时备餐　确保按照规定的时间准备膳食，保证食物新鲜和温度适宜。

4. 按膳食医嘱供餐　根据膳食医嘱，为患者准备合适的膳食。

5. 清洗消毒餐具　保证餐具的清洁卫生，防止交叉感染。

6. 文明规范服务　提供礼貌、规范的服务，提高患者的满意度。

7. 服务满意百分百　努力提高服务质量，确保患者对膳食服务的满意度。

8. 持有健康证　确保营养配膳员持有有效期内的健康证，符合食品安全要求。

9. 保持个人卫生　营养配膳员需保持个人卫生，穿戴整洁的工作服、帽，避免交叉污染。

10. 遵守规章制度　严格遵守医院营养室和医院的各项规章制度，包括但不限于工作时间不离开操作间、保持营养室环境卫生等。

11. 加强食品卫生和环境卫生工作　确保食品的安全和卫生，防止食物中毒事故的发生。

12. 精准营养配膳　根据医院里不同患者的需求，实施精准的营养配膳，如控制总热量、脂肪与胆固醇的摄入等。

以上要求旨在确保营养配膳员能够提供高质量、营养均衡的膳食服务，满足医院患者和员工的膳食需求，同时保障膳食安全和卫生。

第三节　配膳（营养室）的环境

综合医院均设有营养室，服务范围是面向全院工作人员和门诊、住院的患者。医院营养室的直接上级是医院保障部，营养室的业务指导单位是医院营养科。

一、营养室的布局

营养室的布局设计应遵循特定的规范和要求，应考虑到工作效率、卫生条件及员工便利性，以确保其功能的最大化发挥。

（一）营养室的基本设置

1. 平面布局　营养室的平面布局应考虑操作流程的顺畅，以及空间的有效利用。

（1）入口区域：设置一个清晰的入口，方便员工进入。入口处可以设置一个消毒脚垫，以减少带入细菌。

（2）准备区：准备区应靠近入口，用于存放未加工的食材和烹饪用具。这个区域应保持清洁，并且有足够的储存空间。

（3）烹饪区：烹饪区是营养室的核心，应设足够的灶台、烤箱、蒸箱、微波炉等设备。考虑到安全和卫生，烹饪区应设有适当的通风设备，以排除油烟和蒸汽。

（4）清洗区：设置一个专门的清洗区，用于清洗蔬菜和水果等食材。这个区域应有充足的水源与合理的排水设施。

（5）储存区：储存区用于存放食材和已加工的食品。应分类储存，确保食品新鲜，避免交叉污染。

（6）就餐区：提供足够的就餐空间，确保员工在享用食物时感到舒适。可以考虑设置一些私人空间或隔断，以增加隐私感。

（7）统计、结算间：用于订单处理、结账及提供咨询服务。同时也便于员工监控整个营养室成本核算情况。

（8）卫生间：确保营养室内设有干净的卫生间，方便员工使用。

2. 安全措施　确保所有电器设备符合安全标准，并定期进行检查、维护及登记。同时，设置适当的消防设备，以应对紧急情况。

（二）营养室的清洁分区

1. 清洁区　营养室的清洁区主要指经过去污清洗、消毒合格未被病原微生物污染的区域。这些区域主要包括专门操作间、食品处理区、备餐场所和就餐场所，是营养室中为了防止食品被环境污染，要求清洁程度较高的操作场所。这些区域要求保持清洁，避免病原微生物的侵入和传播。清洁区域详细情况如下。

（1）专用间：指处理或短时间存放直接入口食品的专用操作间，如主食间、凉菜间、备餐间等，预留标本间及员工就餐区。

（2）分餐场所：指成品的整理、分装、分发、暂时放置的专用场所。

（3）餐车储藏间：有餐车、各类外送车、一次性餐盒、筷子等物品放置。

（4）成品库房：调料、米面油、熟食、干料类等存放。

2. 准清洁操作区　指清洁要求次于清洁操作区的操作场所，包括烹饪场所（加工、切配、备菜、烹饪）、餐具保洁场所、冷库。

3. 一般操作区　餐具清洗消毒间，蔬菜清洗间，禽肉处理间，备料验收入库间，厨余、残余垃圾处理间。

二、营养室的功能设计

1. 功能定位　明确营养室的功能布局是设计过程中的关键一步。这包括教学区、实训区、评估区、成果展示区等，以满足教学、研发、咨询等多种需求。以实训室为例，老年营养膳食实训室的功能定位就包括了为老年人提供科学的膳食指导，并培养专业的营养膳食服务人才。

2. 硬件配置　现代化的厨房设施如智能烹饪设备、营养分析仪器（如食物成分分析仪）、食品安全检测设备等是营养室硬件配置的必备。以实训室为例，无障碍设计也是确保老年人参与实训安全与便利的重要考虑因素。

3. 软件支持　引入营养膳食管理软件和建立云端数据库，用于食谱设计、营养成分计算和健康管理记录，为个性化膳食服务建议提供数据支持。

4. 持续发展与评估　设立科研项目，探索患者营养膳食的新理论、新技术，以实训室为例，保持实训室的创新活力。同时，与高校、研究机构合作，共享资源，推动学术交流与合作。建立完善的评估机制，定期对实训室的教学效果、服务质量进行评估，收集反馈，不断优化实训室运营模式和服务内容。

综上所述，营养室的布局设计不仅需要满足其基本功能需求，还需要考虑其使用的便利性、安全性及未来的可扩展性。

三、营养室的环境管理

医院营养室的环境管理涉及多个方面，包括清洁卫生、食品安全、员工管理及设施维护等。

1. 落实食品卫生法规　医院营养室必须严格遵守食品卫生法规，确保食品的卫生和安全。保持厨房内空气清新、无异味，并保持地面、门窗、墙面、排风扇、照明灯具、吊扇等设备的清洁。餐具必须经过高温灭菌消毒，以预防食物污染和中毒的发生。

2. 营养室区域的划分　医院营养室应设置清洁区、准清洁区和一般操作区，以区分不同区域的卫生要求和分区管理。

3. 员工的管理规定　医院营养室的员工需要接受严格的卫生培训，并遵守个人卫生规定。员工必须穿着整洁的工作服，并定期进行健康检查，以确保不患有传染性疾病。在操作过程中，员工需要遵守食品安全操作规程，如按照"七步洗手法"做好手卫生，使用洁净的炊具和工具等。

4. 营养室设施管理规范　医院营养室的环境管理还应注重设施的维护和更新，包括确保营养室设备和环境的定期清洁和消毒，以及及时更换和修理损坏的设备并有登记。

5. 注重营养室的采光与通风　营养室的布局和装修也应符合卫生和安全要求，如确保操作间面积比例适当，提供良好的采光和通风条件。

总之，医院营养室环境管理是确保食品安全和患者及工作人员就餐放心的关键环节。通过严格遵守卫生法规、合理分区、加强员工培训、关注定期维护和更新设施等措施，可以有效提升医院营养室的整体环境质量和膳食保障质量。由于医疗环境和法规可能随时间变化，在实际操作中应参考最新的法规和指导文件进行管理。

第 2 章

营养配膳员职业素质与食品安全教育

学习目标

掌握营养配膳员岗位职责和营养配膳食品安全要求。熟悉营养配膳员道德规范、职业素养。了解营养配膳员健康管理。

第一节 营养配膳员岗位概述

营养配膳员是一个新兴的职业，是一个专注于为医院工作人员和患者提供科学、营养膳食支持、营养膳食宣教及配送的岗位。其职业范围和要求涵盖了营养学的基础知识、常见烹饪原材料的了解、食物中毒的预防、营养结构与膳食平衡的调整、不同人群的营养带量食谱的设计及食品安全与卫生等方面。医院营养配膳员还包括根据患者的特定健康需求设计营养餐，如针对糖尿病、高血压等慢性病患者的特殊膳食要求的配制。此外，他们还需要具备熟练、准确的计算和操作能力，以及良好的语言表达能力，以确保能够清晰地向患者及其家属解释膳食计划的重要性和执行方法，并安全地配送到患者的床前，确保患者进食完整，达到营养支持的目的。总而言之，医院营养配膳员是一个既要有营养学知识又要有实践操作能力的专业岗位，对于提升患者在住院期间的生活质量和健康状况具有重要作用。

一、营养配膳员岗位职责

营养配膳员是医院独特的部门人员，是具有一定营养知识、食品安全、人防关系和医学相关知识的职业。

（一）学习专业知识

1. 营养学的基础知识　了解常用烹饪原材料的基础知识，如蔬菜、水产、畜禽、粮食，学习果品、调味品的营养知识。掌握饮食营养学专业知识，如人体对营养素的需求，人体对热量的需求，食物中营养素的消化、吸收和代谢等知识。

2. 学习食品卫生与安全知识　了解食品卫生与食品安全、个人卫生安全与环境卫生安全等方面的法规知识。掌握食物中毒的预防措施，以及营养食品和"垃圾食品"的区别。在膳食制作过程中关注食品的卫生与质量，在配送过程中关注食品的安全及宣教，确保提供的膳食安全无害、患者用膳合理。

3. 学习营养素结构与膳食平衡知识　包括能够进行营养计算，配合膳食医嘱，为不同的患者设计不同的营养食谱，确保膳食符合均衡营养要求。在执行治疗膳食的计划、搭配和配送服务上令患者感到满意。

4. 学习成本核算与法律基础知识　包括了解成本核算基本知识和相关法律基础知识，如食品卫生法、消费者权益保护法等。

5. 学习社会学知识　包括需要具备一定的沟通能力和心理疏导能力，以便向患者解释膳食方案的内容和意义，以及如何执行这些方案的有效方法。更好地落实对患者膳食需求的评估，根据患者的健康状况、营养需求和生活习惯，制订个性化的膳食方案等；在配送操作中做到准确无误，达到优秀的服务满意度。追求高品质服务。

（二）**营养评估与制订膳食方案**

（1）对患者进行营养评估，了解患者的病情、身体状态、饮食禁忌等相关信息。

（2）结合相关疾病和个体特点，制订适合患者的膳食方案，保证其获得高质量的营养。

（3）根据膳食医嘱，及时调整膳食方案以满足患者的治疗需求。

（三）**菜谱设计与调配**

（1）根据患者的膳食方案和营养要求，设计菜谱，确保菜品种类丰富、口感美味，营养平衡。

（2）负责调配食材时，保证每餐菜品的新鲜度和营养均衡。

（3）合理安排烹饪时间，保证菜品的新鲜和食用安全。

（四）**膳食制作与加工**

（1）熟练掌握食品加工技术，确保菜品的质量和卫生。

（2）根据所需的制作食材，准确计量配料，控制菜品的口味和质量。

（3）严格遵循食品卫生标准，确保膳食安全。

（五）**膳食分发与服务**

（1）根据病房编号和患者的膳食要求，将膳食送至相应位置。

（2）细心倾听患者对膳食的反馈和需求，并及时做出调整。

（3）与患者进行有效沟通，提供有关膳食服务的咨询和建议。

（六）餐后记录与卫生清洁

（1）记录患者对餐食的评价和反馈，及时反馈给营养科。

（2）负责餐后的餐具和工作区域的清洁与卫生。

（3）配合上级领导完成相关汇报和记录。

（七）岗位发展

医院营养配餐员是医疗机构膳食服务团队中的重要一员。在基本职责的基础上，可以通过不断学习和提高，逐渐发展为医院营养科的协作者，负责膳食方案的制订、菜品的研发和膳食服务的管理者。

医院营养配餐员是医疗膳食服务不可或缺的一员，他们通过制订合理的膳食方案和精心准备的菜品，为患者提供高质量的营养保证。他们不仅需要具备相关的专业知识和技能，还要有良好的沟通和服务能力。这一岗位的职责不仅关系到患者的康复和健康，也是医院膳食服务质量的重要保证。

二、医疗机构营养配膳员岗位要求

医疗机构营养配膳员岗位要求包括具备良好的政治思想素质、爱岗敬业、遵守医院各项规章制度，同时具备特定的年龄、身体和工作经验条件。

（一）基本要求

遵守中华人民共和国宪法和法律，无违规违纪等不良记录。热爱本职工作，认知能力正常。

（二）健康要求

年龄要求在40周岁以下，身体健康，精神面貌好，精力充沛。有健康体检证，确保配膳员具有良好的身体素质来胜任工作。

（三）学历与工作经验

（1）具备相关医学、营养学、食品科学等专业的学历背景。中专以上文化程度。

（2）有相关医院、疗养院或养老院工作一年以上实践经验。

（四）沟通能力

有团队协作精神，善于沟通，这对于营养配膳员来说尤为重要，因为良好的沟通有助于与患者、医护人员及其他团队成员有效合作。

（五）职业技能

（1）熟悉膳食营养学和食品加工的基本知识和技能。

（2）具备菜谱设计和菜品调配的能力。

（3）掌握食品安全与卫生知识，能够正确使用和保管食品加工设备。

（六）操作能力

（1）包括但不限于食品、水产品及蔬菜的清洗、整理，餐具容器的清洗消毒、统计和配送各类膳食等。

（2）对患者进行营养知识宣教，要深入病房了解营养治疗的效果和配膳服务情况等。医院营养配膳员不仅需要具备基本的配膳服务技能，还需要具备一定的对患者膳食需求的敏感度和知识储备。

（七）待遇条件

应给予签订正规的劳动合同，按合同约定给予待遇。

这些要求体现了医院对营养配膳员岗位的期望，包括对个人品德、健康状况、专业技能及工作态度等方面的要求，旨在确保提供高质量的配膳服务。

第二节 营养配膳员职业素质与职业素养

一、营养配膳员的职业素质与职业素养的概念

1. 营养配膳员的职业素质　配膳员在医院配膳过程中具备的综合品质，表现在对待工作的兴趣、适应和管理工作的能力、对工作的认知及稳定的心理特征、在工作中的专业能力。

2. 营养配膳员的职业素养　配膳员在医院配膳活动中遵纪守法，遵守规章制度，具有良好的身体素质和心理素质，不断提升专业素质，服务于患者和服务对象，以促进医院整体服务质量的规范行为表现。

二、营养配膳员职业素质涵盖的内容

营养配膳员的职业素质是一个综合概念，它包括了职业道德、职业态度、职业技能、团队协作和自我提升等多个方面。

1. 职业道德　是职业素质内容的核心，它要营养配膳员在工作中遵循一定的道德规范和职业操守，如诚实守信、公平公正、尊重他人、承担责任等。职业道德不仅关系到个人的名声和形象，更关系到医院的声誉和形象。

2. 职业态度　是指营养配膳员对待工作的态度和心态。一个积极的职业态度能够帮助营养配膳员更好地应对工作中的挑战和困难，提高工作效率和工作质量。职业态度包括认真负责、积极主动、乐观向上等方面。

3. 职业意识　是指营养配膳员对职业的认识、意向和态度。它包括职业尊严、职业归属感、职业责任感和职业发展意识等，还包括诚信意识、患者意识、团队

意识、自律意识、学习意识等方面。

4. 职业知识技能　是职业素质的重要组成部分,是指营养配膳员在医院营养配膳供给领域内应具备的专业知识和操作能力,包括行业知识、专业技术、沟通能力、协调能力和执行力等知识的储备和应用。

5. 道德规范　是指营养配膳员在医院配膳活动中道德行为和道德关系普遍规律的反应,是社会对营养配膳员行为基本要求的概括,是在长期营养配膳实践中形成并协调各种关系的行为准则。这一规范要求营养配膳员要树立整体观念,在为患者和临床一线医务工作者服务的前提下,互相尊重、互相学习。不应在患者面前评论其他医务人员或有意无意地贬低别人,不应在患者面前评论他人医疗工作的缺点。

6. 团队协作　是现代职场中不可或缺的一项素质。一个优秀的营养配膳员需要具备良好的团队协作能力,能够与同事、上级、下级等各方进行有效的沟通和协作,共同完成工作任务。

7. 自我提升　是职业素质很重要的内容,是个人职业发展的能力培养。营养配膳员需要不断学习和提升自己的专业知识水平,以适应不断变化的医疗技术的发展和现代营养理念的更新及工作环境的改变。同时,营养配膳员还需要注重自我管理和自我发展,不断提高自己的综合素质和竞争力。

综上所述,营养配膳员需要不断提升自己的职业素质,以更好地适应医院领域和营养配膳行业的变化和挑战。

三、营养配膳员职业素养涵盖的内容

营养配膳员职业素养要求配膳员具有良好的团队意识、职业热爱和奉献精神,能够胜任岗位要求。能服从工作分配与管理。职业素养有以下三大核心内容。

1. 职业信念　是职业素养的核心。它包含良好的职业道德,正面积极的职业心态和正确的职业价值观意识,良好的职业信念应该是由爱岗、敬业、忠诚、奉献、正面、乐观、用心、开放、合作及始终如一等这些关键词组成。职业信念是一种长期扎根在心里的意识。

2. 职业知识技能　是营养配膳员应具备的营养专业知识和运用能力。还要有与营养配膳员工作相关的医疗专业知识、社会学专业知识、心理学专业知识、法律学专业知识等知识储备,以及时间管理及情绪管控的能力。

3. 职业行为习惯　是在工作上通过长时间的学习－改变－形成,最后变成习惯的一种职场综合素质。这些习惯可以对职业生涯产生深远的影响,并能影响营养配膳员的个人形象和职业发展。职业行为习惯涵盖了各个方面。它既包括职业礼仪、职业责任心、职业纪律和职业精神等，还包括工作效率、人际关系等。

（1）职业礼仪：是指在工作场所中遵循的一系列规范和行为规则，以提升个人形象和职业素养，保持良好的工作关系。营养配膳员应该做到穿衣得体、尊重他人、有效沟通、礼貌待人、准时和守时等。

（2）职业责任心：是指从事职业活动人必须承担的责任和义务，是靠外在的行动规范力量来推动的。营养配膳员责任心主要表现在对工作了解、工作积极性、工作认真、工作效率、工作担当等方面，因而会赢得领导的信任和同事的认可。

（3）职业纪律：是指在特定的职业活动范围内从事某种职业的人必须共同遵守的行为准则。营养配膳员应履行劳动纪律、组织纪律、财经纪律、群众纪律、保密纪律、宣传纪律、外事纪律等基本纪律要求。职业纪律的特点是具有明确的规定性和一定的强制性。

（4）职业精神：是指与人们的职业活动紧密联系，具有职业特征的精神与操守，从事这种职业就应具有的精神、能力和自觉。社会主义职业精神由多种要素构成，它们相互融合，形成严谨的职业精神模式。职业精神的实践内涵体现在敬业、勤业、创业、立业四个方面。营养配膳员应具有对营养配膳职业的热爱和奉献精神，包括敬业奉献、追求卓越、勇于创新和承担风险等。

信念可以调整，技能可以提升。要让正确的信念、良好的技能发挥作用就需要不断地练习，直到成为良好的习惯。

四、营养配膳员职业素质与职业素养的培养

（一）营养配膳员提高职业素质的重要性

1. 有利于提高工作效率　职业素质高的营养配膳员要技艺娴熟，不仅能按质量要求完成工作任务，还可以提高工效、降低成本，达到事半功倍的效率。

2. 有利于推动科室发展和工作技能进步　高素质的营养配膳员善于开拓进取，能够不断地进行技术革新、技术改造和发明创造，这必然有利于推动营养室和医院后勤保障工作的发展。

3. 有利于促进员工的全面发展　职业素质是人综合素质的重要组成部分，一个人如果能够努力不断提高自己的职业素质，也一定会使其综合素质得到提升。如果营养室中每一个营养配膳员都注重提高自身的职业素质，将会推动整个营养配膳服务的全面快速发展。

（二）营养配膳员提高职业素养的重要性

1. 提升工作表现　职业素养直接影响员工在工作中的表现。一个具备优秀职业素养的营养配膳员，能够熟练运用自己的营养与医疗专业知识和评估与沟通技

能，使其更加出色地完成工作任务。

2. 塑造良好的职业形象　职业素养也是员工在工作中塑造良好职业形象的重要因素。一个具备较高职业素养的营养配膳员，能够以积极的姿态应对工作和挑战，处理好言行举止、仪容仪表、工作态度等各方面的问题。处理好与同事和上下级的关系，从而赢得患者和服务对象的信任与尊重，最终树立良好的职业形象。

3. 增加个人竞争力　职业素养是提升个人竞争力的关键因素之一。在如今竞争激烈的职场中，仅靠一项专业技能是远远不够的，必须具备多项相关技能的能力。一个具备较高职业素养的营养配膳员，不仅能胜任自己所从事的工作，还能不断学习和适应新的工作环境和需求，具备更强的适应能力和创新能力，从而在工作中脱颖而出，成为一名管理者。

4. 促进个人成长　培养职业素养不仅仅关乎工作，更关乎一个营养配膳员的个人成长。在工作中，拓宽自己的视野和知识面，增强对各种问题的思考和解决能力。同时，对个人的道德品质和价值观的培养，使个人在职业发展过程中能够保持良好的人格修养和道德操守。

在现代社会，提高职业素质和培养职业素养在营养配膳行业不仅仅关乎个人的职业进步、关乎科室的发展，也关乎整个医院、行业的进步和发展。

（三）提升职业素质和培养职业素养的要素

营养配膳员的职业素质和职业素养是衡量他们职业生涯成败的关键因素，因此会列入入职准入和年度考核内容中，也是每年进行继续教育的培训内容。

1. 培养树立良好的职业形象　良好的职业形象是维护个人职业信誉的基础。

2. 维护医院及科室信誉　培养诚实守信，爱岗敬业，遵守医院的各项规章制度；培养履行好岗位职责的意识；为患者和临床一线工作人员的餐饮服务着想，赢得患者的信任和尊重。

3. 塑造良好的服务形象　科室愿意与具备良好职业素养的营养配膳员合作，因为这意味着他们可以信任，可以为医院争取荣誉，并能代表营养室与患者交流。营养配膳员通过学习职场礼仪、职业形象管理等方面的知识，在配膳过程中给患者和工作人员留下良好的第一印象，并在配膳服务过程中建立良好的声誉。

4. 自信心与坚定的职业信念　培养职业自信心关键在于提升自己的专业技能、加强沟通能力、保持良好的形象，以及积极的人际关系，时刻保持对职业的信心。职业信念的形成是一个长期的过程，需要通过不断学习人生价值观、职业意识、职业精神及工作实践来调整和强化。一旦形成，职业信念往往具有相对稳定性，即使在面对职业中的困难和挫折时，也能坚定地走下去。培养坚定的职业信念，便可以很快完全适应并胜任本职工作。因此，培养职业信念不仅是提升个人职业素养的重要方面，也是实现职业成功和个人满足感的关键因素。

（四）做好职业规划

职业规划是职业生涯中很重要的一个点，个人的发展与成功，需要在时间的维度上做通盘思考，而不是只看到目前的这个阶段。通过学习自我认知、自我管理、行业信息收集、目标设定、决策及解决问题能力的知识，营养配膳员要清楚自己适合做什么？要清楚自己的发展与成功，短期和长期的目标是什么？如何实现这些目标？给自己多少试错的机会？这些将大大加速个人的职业发展速度，最终体现在职业素质的不断提升上。

（五）培养快速适应环境和人际关系

营养配膳员要努力用心地观察、分析、总结工作流程与工作环境，以最快的速度适应工作；与营养室员工建立良好的人际关系，融入团队中去；通过学习沟通技巧、社会心理学、社会伦理学等知识。在配膳过程中实践，提高自己的口头表达和书面表达能力，并善于倾听和理解他人的观点，以及善于处理和解决沟通中的冲突与问题。

（六）提升专业能力，提高工作效率

在配膳工作过程中，做好自己的本职工作一定是最重要的，只有提高自身的专业能力才能更好地应对和完成工作。要管理好自己的学习时间，优化思维方法，保持率先主动的精神。自觉学习行业新知识、新技能、新理念、新科学管理方法等，掌握这些变化，在工作中展现出更高的专业水准和工作效率。

（七）培养团队合作精神

在现代职场中，团队合作非常重要。营养室有很多临时保障任务，分工合作好才能很好地完成任务。营养配膳员要学会与他人合作、学习分享资源和分担责任，学习尊重他人的观点和友好互助精神等，从而更好地完成团队任务。

（八）培养自我管理能力，提高员工素质和人才效能竞争力

良好的自我管理能力对于提升职业素质尤为重要。营养配膳员通过合理安排自己的时间、制订有效的工作计划、落实好工作流程、学会放松情绪和压力等方式，提高自我管理能力，从而更好地应对工作挑战。并增加获得更好职位和更高薪酬的机会。

（九）坚持持续学习

在快速变化的工作环境中，持续学习是提升自己职业素养的有效措施。营养配膳员可以通过参加各种培训课程、阅读专业书籍、参与行业交流活动等方式，不断更新自己的专业知识、专业技能；通过坚持学习，积累知识，就会在工作中展现出自信、从容、亲切、积极进取的精神；通过学习与实践，就会打造出一个

职业行为规范的营养配膳团队，在医院中展现出优秀科室的风貌。

总之，要把医院营养配膳工作事情做好就必须坚持不断地提升职业素质与职业素养。职业素质还包括更多的具体表现，例如良好的身体素质、心理素质、政治素质、思想素质、道德素质、科技文化素质、审美素质、专业素质、社会交往和适应素质、学习和创新方面的素质等。这些素质是通过教育和社会环境影响逐步形成和发展的，是自身努力的结果，也是一种比较稳定的身心发展的基本品质。职业素养用大树理论来描述，每个人都是一棵树，都可以成为大树，而根系就是一个人的职业素养，枝、干、叶、型就是其显现出来的职业素养的表象。要想枝繁叶茂，就必须施肥促进根系发达。

五、营养配膳员身体素质

营养配餐员的身体素质在配膳工作中非常重要，主要侧重于他们应具备的体能条件及健康状况，以确保能够胜任日常的工作需求。

身体素质是指人体在运动中所表现出来的力量、速度、耐力、灵敏及柔韧性等功能能力。它是衡量一个人体质状况的重要标志，反映了人体的整体健康水平和运动能力。身体素质是一个人体质强弱的外在表现，与遗传有关，但与后天的营养和体育锻炼关系更为密切。通过正确的方法和适当的锻炼，可以从各个方面提高身体素质水平。

（一）营养配膳员身体素质的五个方面

1. **速度**　是人体在单位时间内移动的距离或对外界刺激反应快慢的一种能力。营养配膳员在工作流程的各个环节都应反应迅速、按时完成单位时间内的工作任务。

2. **力量**　是身体某些肌肉收缩时产生的力量。营养配膳员要有力量完成搬运、行走、推餐车等活动。

3. **耐力**　是指人体长时间进行肌肉活动和抵抗疲劳的能力。营养配膳是一个长期体力活动占大部分时间的工作，需要较强的耐力坚持完成工作。

4. **灵敏**　是指迅速改变体位、转换动作和随机应变的能力。营养配膳员工作移动体位活动的很多，容易导致身体某些部位的伤害，如手、腰、腿等。因此要求这些部位具备良好的灵活性。

5. **柔韧性**　是指人体活动时各关节肌肉和韧带的弹性和伸展度。营养配膳员要掌握运动技巧，预防受伤的预感性和可能性。

（二）营养配膳员身体素质合格的六大标准

1. **熟练、准确的计算和操作能力**　营养配餐员需要能够准确计算食物中的营养成分，并根据这些数据制订合理的膳食计划。此外，他们还需要具备精确的操作能力，以确保在营养餐的制作过程中不会出现差错。

2. 灵活的手指和手臂　在制作营养餐的过程中，营养配餐员需要灵活地处理食材和烹饪工具，因此良好的手指和手臂灵活性是必要的。

3. 一定的语言表达能力　营养配餐员需要与患者沟通，解释膳食计划和营养建议，因此良好的语言表达能力是必不可少的。

4. 正常的色、味、气辨别能力　在食材选择和菜品制作过程中，营养配餐员需要能正确辨别食物的颜色、味道和气味，以确保食材的新鲜和安全。

5. 心理及情绪控制稳定的能力　虽然身体素质主要关注身体层面的要求，但良好的心理情绪稳定对于营养配膳员同样重要。他们需要具备耐心、细心和责任心，以确保膳食保证服务达到高标准的质量要求。

6. 个人卫生管理能力　包括个人卫生习惯、饮食卫生、环境卫生等方面。个人卫生习惯是指一个人日常生活中的洗漱、清洁习惯；饮食卫生是指一个人饮食的卫生与健康程度；环境卫生是指一个人所处环境的卫生状况。一个身体素质合格的营养配膳员应该具备良好的卫生素质，能够保持良好的个人卫生习惯，合理饮食，保持周围环境的整洁与卫生。

综上所述，这些标准相互交织，共同构成了一个人身体素质的综合评定。在日常生活中，我们应该注重培养和提高自身的身体素质，保持健康的生活方式和良好的生活习惯。

（三）医院营养配膳员的身体素质要求

1. 年龄要求　通常要求营养配膳员年满18周岁，以确保具备一定的社会经验和责任意识。

2. 健康状况　要求营养配膳员身体健康，没有影响从事相关职业的严重疾病和传染病。

3. 健康证　营养配膳员需要到有资质的查体中心进行健康检查，并获得健康证。

4. 身体素质合格　满足身体素质合格的六大标准，必要时进行心理测试、体能测试、基本卫生素质考核。

5. 无不良嗜好　如物质依赖类如吸烟、酗酒、吸毒等。营养配膳员不能有这些不良嗜好。

这些要求旨在确保营养配膳员能够有效地提供营养配膳服务，同时保障其自身健康状况能够满足职业需求。

第三节　营养配膳员道德规范

一、概念

1. 道德规范　是对人们的道德行为和道德关系的普遍规律的反映和概括，是社会规范的一种形式，是从一定社会或阶级利益出发，用以调整人与人之间的利益关系的行为准则，也是判断、评价人们行为善恶的标准。在人们社会生活的实践中逐步形成的，是社会发展的客观要求和人们的主观认识相统一的产物。

2. 医疗机构营养配膳员道德规范　指营养配膳员在医院配膳活动中道德行为和道德关系普遍规律的反映，是社会对营养配膳员行为基本要求的概括，是在长期的营养配膳实践中形成并协调各种关系的行为准则。这一规范要求营养配膳员要树立整体观念，在为患者和临床一线医务工作者服务的前提下，互相尊重、互相学习。不应在患者面前评论其他医务人员或有意无意地贬低别人，不应在患者面前评论他人医疗工作的缺点。

二、基本内容

1. 遵守法规　营养配膳员严格遵守国家和地方的法律法规，不从事任何违法违规的营养配膳活动。

2. 诚信原则　营养配膳员应秉持诚实守信的原则，不夸大其词，不误导一线医务人员或患者，提供真实可靠的营养配膳建议。

3. 尊重隐私　营养配膳员在为患者提供营养咨询服务时，应尊重并保护患者的隐私，不泄露任何个人信息。

4. 公正无私　营养配膳员在为不同患者提供服务时，应保持公正无私的态度，不因个人偏好或外界压力而偏袒某一方。

5. 关怀患者　营养配膳员对于需要特别关注的患者，如老年人、儿童、孕妇或慢性病患者，应给予特别的关怀和注意，确保他们的膳食需求得到满足。

6. 尊重文化习俗差异　营养配膳员在为不同文化习俗背景的患者提供服务时，应尊重文化差异，提供符合其文化习俗的营养建议。

7. 持续学习　营养配膳员应持续更新自己的专业知识，关注最新的营养学研究和行业动态，以确保提供的营养建议是最新的、科学的。

这些道德规范旨在确保营养配膳员的行为符合伦理标准，为患者提供高质量、安全、有效的营养配膳服务。

三、基本要求

医院营养配膳员的道德规范要求包括遵纪守法、诚实守信、团结协作；忠于职守、爱岗敬业、钻研业务；认真负责、服务于民、平等待人；科学求实、精益求精、开拓创新。具体如下。

1. 遵纪守法、诚实守信、团结协作　是基础要求，确保营养配膳员在日常工作中能够遵守法律法规，保持诚信，与同事和相关部门保持良好的合作关系。

2. 忠于职守、爱岗敬业、钻研业务　强调营养配膳员应对自己的工作负责，热爱自己的岗位，并不断提升自己的专业知识和技能。

3. 认真负责、服务于民、平等待人　体现营养配膳员的服务态度，即以认真负责的态度为患者和临床一线医务工作者服务。对待所有患者一视同仁，尊重他们的权利和需求。

4. 科学求实、精益求精、开拓创新　鼓励营养配膳员在工作中保持科学严谨的态度，追求卓越，勇于创新，以提供更高质量的营养配膳服务。

这些道德规范有助于提高医院的声誉，提升整个医疗保障行业的服务质量和专业水平。

第四节　食品安全与法规教育

一、食品安全概述

根据《中华人民共和国食品安全法》第十章附则第一百五十条规定：食品安全，指食品无毒、无害，符合应当有的营养要求，对人体健康不造成任何急性、亚急性或者慢性危害。

食品安全也是一门专门探讨在食品加工、存储、运输、销售等过程中确保食品卫生及食用安全，降低疾病隐患，防范食物中毒的一个跨学科领域，所以食品安全很重要。食品安全是"管"出来的。

（一）食品安全含义的三个层次

第一层：食品数量安全，即一个国家或地区能够生产民族基本生存所需的膳食需要。要求人们既能买得到又能买得起生存生活所需要的基本食品。

第二层：食品质量安全，指提供的食品在营养、卫生方面满足和保障人群的健康需要，食品质量安全涉及食物的污染，是否有毒，添加剂是否违规超标，标签是否规范等问题，需要在食品受到污染之前采取措施，预防食品被污染。

第三层：食品可持续安全，这是从发展的角度要求食品的获取需要注重生态环境的良好保护和资源利用的可持续。

（二）食品安全标准

（1）食品相关产品的致病性微生物、农药残留、兽药残留、重金属、污染物质及其他危害人体健康物质的限量规定。

（2）食品添加剂的品种、使用范围、用量。

（3）专供婴幼儿的主辅食品的营养成分要求。

（4）对与营养有关的标签、标识、说明书的要求。

（5）与食品安全有关的质量要求。

（6）食品检验方法与规程。

（7）其他需要制订为食品安全标准的内容。

（8）食品中所有的添加剂必须详细列出。

（9）食品中禁止使用的非法添加的化学物质。

（三）营养配膳食品安全要求

医院营养室食品安全要求的意义在于保障患者及员工的膳食安全，维护医院配膳服务的质量和信誉，以及确保医疗环境的整体安全。营养室的配置、卫生及管理要求必须严格执行《中华人民共和国食品卫生法》和《餐饮业和集体用餐配送单位卫生规范》的规定，包括：①食品与餐具的卫生要求及对从业人员的管理要求。②食堂布局应合理，设有专用的交通通道和出入口。③洗涤、消毒、更衣、通风、冷藏、防蝇、防尘、防鼠、污水排放和废弃物存放等设施符合要求。④操作间、厨房入口必须设置洗手装置。⑤应符合医院感染控制管理要求。

（四）营养配膳员健康管理要求

营养配膳员每年必须进行健康检查，取得健康证后方可从事该职业，科室必须建立健康档案。营养配膳员应注意个人卫生，穿好工作服，戴好工作帽，洗净双手后方可进入操作间，外出不得穿工作服。非营养室工作人员不得随意进入工作间。配膳人员进行健康监测和报告是确保食品安全和公共卫生的重要环节。以下是对这一过程的详细介绍。

1. 健康监测

（1）定期体检：营养配膳员应定期进行全面的健康体检，包括但不限于身高、体重、血压、心率等基本生理指标，以及肝功能、肾功能、血糖、血脂等生化指标。这些检查有助于早期发现潜在的健康问题，预防疾病的发生和传播。体检频率可根据实际情况确定，一般建议每年至少进行一次全面体检。对新入职的员工，应在入职前进行体检，并取得健康证明后方可上岗。

（2）传染病筛查：鉴于营养配膳员的工作性质，他们可能携带并传播某些传染病，如乙型肝炎、结核等。因此，应定期进行传染病筛查，以确保食品安全和公共卫生。传染病筛查的具体项目和频率可根据当地卫生部门的要求和传染病的流行情况来确定。例如，乙肝表面抗原检测可每 6 个月进行一次。乙肝表面抗原检测阳性或活动期肺结核者不得录用或辞退。

（3）日常健康监测：除了定期体检和传染病筛查外，营养配膳员还应进行日常健康监测。这包括每天测量体温，观察自己是否有发热、咳嗽、腹泻等症状。如发现异常症状，应立即停止工作，并及时就医和报告给相关部门。

2. 健康报告

（1）报告内容：健康报告应包括营养配膳员的个人信息（如姓名、性别、年龄、岗位等）、体检结果、传染病筛查结果及日常健康监测情况。对于异常体检结果或传染病筛查阳性者，应详细描述异常情况、处理措施及后续跟踪情况。

（2）报告流程：营养配膳员应将个人体检报告和传染病筛查结果提交给所在单位的食品安全管理部门或指定负责人备案。食品安全管理部门或指定负责人应对报告进行审核，并根据审核结果采取相应的处理措施。例如，对于传染病筛查阳性者，应暂停其工作，并安排其进行进一步检查和治疗。

（3）保密原则：在整个报告过程中，应严格遵守保密原则，确保营养配膳员的个人信息和健康状况不被泄露给无关人员。

3. 应急响应

（1）发现传染病患者时的应急响应：如发现营养配膳员中有传染病或疑似患者，应立即启动应急响应程序：首先，应暂停感染者的工作，并将其送往专业医疗机构进行治疗，同时，对与感染者有过密切接触的人员进行隔离观察或健康检查。其次，应对感染者所在的工作区域进行全面消毒处理，以防止病原体的进一步传播。

（2）其他健康问题的应急响应：对于其他可能影响食品安全的健康问题（如皮肤破损、腹泻等），也应采取相应的应急响应措施。例如，要求其他健康问题者也应暂停接触食品的工作，直至其健康状况恢复并经过重新评估合格后方可重新上岗。

通过以上措施的实施，可以确保营养配膳员的健康状况得到及时监测和报告，从而保障配膳工作的顺利进行，保障食品安全和公共卫生安全。

二、食品加工与存储要求

食品加工必须做到清洁、无毒，严格执行"四分开"原则，注意凉菜加工环节的管理，防止食源性疾病的发生。每月对营养室工作人员的手、物表、餐具及凉菜间的空气等环境进行微生物监测，不得检出致病菌。①食品"四分开"原则：生熟分开；成品与半成品分开；食物与杂物、药物分开；直接入口食品与待加工食品分开。②微生物检测：对员工的手、餐具、各操作台、操作间空气进行样品采集，微生物培养，检测出有无污染。

1. 副食制作操作规范　副食制作间的容器、用具应按生食品、半成品、熟食品分开使用，并有明显标记。烹调前厨师应认真检查待加工食品，发现有腐烂、变质或其他感官性状异常的不得进行烹调加工。无适当保存条件，存放时间超过2小时的熟食品，需再次利用的应充分加热。

2. 凉菜制作操作规范　操作间、凉菜间应严格遵守专人、专室、专具、专消毒、专冷藏管理，非本室工作人员严禁进入。对半成品、调料进行严格的质检。加工为成品至食用间隔超过2小时的凉菜必须放入冷藏冰柜中保存。

3. 主食加工操作规范　操作前做好台板、刀、棍棒等工具的清洗、消毒工作。生熟原料和刀、砧板、容器、盛器必须生熟分开，有明显标记。加工设备使用前进行安全检查，加工时由专人按规定操作，加工设备使用后进行严格的清洁处理，再次进行同样的安全检查。

4. 餐厅及厨房卫生要求　保持空气清新无异味，地面、门窗、墙面、排风扇、照明灯具、吊扇等洁净，无灰尘及蜘蛛网。室内无蝇、无鼠，泔水桶洁净并加盖。定期进行操作台面、地面、空气的擦拭消毒和紫外线照射消毒。

5. 蔬菜、半成品及辅料入营养室要求　应有专人验收，分别存放于不同的储藏间，定期清点，定期检查，定期盘货，定期清理，避免出现过期食品。残余餐食及时清除，避免污染环境。保证营养室运行正常。

6. 执行操作规范　营养配膳员在配送膳食过程中，应按照医院营养室操作规范管理要求，对配送车、餐具保持无污染状态，在分餐过程中戴口罩、手套、防尘帽，不可污染分餐器具和患者餐盒。

7. 食品安全管理制度　建立健全食品安全管理制度，按规定配备食品安全管理人员，落实日管控、周排查、月调度工作机制。对承包或委托经营的营养室，应签订食品安全协议。

医院营养室作为医院的重要组成部分，其食品安全直接关系到患者和工作人员的健康。因此，医院营养室在食品安全方面有着更为严格的要求，这不仅体现在食品的采购、储存、加工到供应的每一个环节，还包括对配膳员工的专业培训和日常管理。通过实施一系列的安全措施和服务举措，以及菜品留样制度等，医院餐厅旨在从各个环节保障患者及员工"舌尖"上的安全。这些措施不仅有助于提升医院膳食服务的质量和信誉，也是确保医疗环境整体安全的重要一环。

食品安全既包括生产安全，也包括经营安全；既包括结果安全，也包括过程安全；既包括现实安全，也包括未来安全。

三、餐饮安全法规

1. 法规（laws and regulations） 为法学术语，是指国家机关制定的规范性文件，主要包括行政法规、地方性法规、军事法规、监察法规、党内法规等。

2. 餐饮法律法规 是指为了规范餐饮行业的经营秩序和保障消费者权益而制定的相关法律法规。

（一）医疗机构餐饮法规的内容

医院餐饮法规的内容主要包括食品安全管理、服务管理、膳食管理、满意度管理、突发事件应急管理、培训教育管理、监督与检查及持续改进的要求。

1. 食品安全管理规定 医院餐饮服务必须遵守《中华人民共和国食品安全法》及其相关条例，确保食品的安全性和卫生标准。这包括食品的采购、储存、加工、运输和供应等各个环节，以及食品添加剂的使用必须符合国家标准。

2. 服务管理规定 规定了医院餐饮服务的基本要求，包括营养配膳员服务态度、服务流程、服务环境的卫生和整洁等，以确保给患者和医护人员提供优质的膳食服务。

3. 膳食管理规定 涵盖了医院餐饮的种类、营养搭配、特殊膳食需求等方面的规定，以满足不同患者和工作人员的膳食需求。

4. 满意度管理规定 强调了对膳食服务质量的监控和评估，包括患者和医护人员的满意度调查，以及根据反馈进行的服务改进。

5. 突发事件应急管理规定 制订了应对食品安全事故等突发事件的预案和措施，确保在紧急情况下能够迅速有效应对。

6. 培训教育管理规定 要求对营养配膳员进行定期的食品安全知识和专业技能培训，提高服务人员的专业素质。

7. 监督与检查规定 明确了食品药品监督管理部门对医院餐饮服务的监督职责，包括定期的检查和不定期的抽查，以确保法规的遵守和食品安全标准的实施。

8. 持续改进规定 鼓励医院膳食服务不断进行自我完善和提升，通过持续改进提高服务质量和管理水平。

这些法规旨在确保医院膳食服务的安全、卫生和质量，保障患者和医护人员的健康权益。相关的法规文件有《中华人民共和国食品安全法实施条例》《餐饮服务食品安全监督管理办法》《餐饮业经营管理办法》《餐饮服务许可管理办法》《集中用餐单位落实食品安全主体责任监督管理规定》《餐饮业食品卫生管理办法》。

（二）落实医院餐饮法规的措施和建议

主要包括以下几个方面。

1. 严格执行卫生管理制度　确保营养室管理和食品卫生符合相关法规要求，通过制定和执行严格的卫生管理制度，保障员工和患者的膳食卫生。防止传染病的发生，保障患者和工作人员的身体健康。

2. 营养室工作人员的健康管理　营养室工作人员必须经过医院体检，持健康证上岗，严禁带病工作。此外，工作人员应养成良好的个人卫生习惯，如勤洗澡、勤换衣服、勤理发、勤剪指甲，工作时穿戴整洁的工作服和帽子。做好每日的健康检查。

3. 食品采购与储存管理　营养室购进的食物必须新鲜、卫生、不变质。生熟食品及加工工具要分开使用，避免交叉污染。剩余食物和垃圾应妥善处理，保持库房和就餐场所及周边环境的清洁卫生。

4. 餐饮配发规范　营养室工作人员在分发食品前应洗手、戴手套，使用食品夹等工具，避免直接用手接触食物；不供应变质、不洁食品，防止食物中毒；保持桌椅、物品、设备的清洁，定位放置，无污垢及油腻。

5. 定期清洁与消毒　餐厅应定期进行清洁和消毒，包括但不限于餐具的高温灭菌消毒，抹布、墩布的清洗和定位悬挂。保持室内外清洁卫生，每日一小扫，每周一大扫。

6. 主管负责制　实行餐厅主管负责制，对餐厅的饭菜质量、卫生状况、就餐环境等全面负责。合理安排用餐量，避免食物浪费或分量不足。烹调菜肴时确保肉、鱼、豆类等烧熟、煮透，隔餐菜应回锅烧透，食物不油腻，尽量降低味精等调味品的使用量。

通过上述措施和建议的实施，可以有效落实医院餐饮法规，为医院员工和患者提供一个清洁、卫生、安全的餐饮环境。

第二部分

营养配膳员操作规范

第 3 章

营养配膳员操作规程

学习目标

掌握"三四六四三"的内容、意义和掌握备膳、配膳及送餐安全的操作流程。熟悉配膳员岗前准备，营养配膳的感控要求。了解健康审查内容。

第一节　营养配膳岗前准备

一、岗位要求

营养配膳员应接受过专业培训，具有职业道德、医学基本知识、常用烹饪原料基础知识、饮食营养学知识、食品安全卫生知识、法律法规知识等，并能掌握所在单位的基本情况。熟知岗位职责、服务规范、工作流程及相关要求，并能熟练使用配送工具。

二、上岗要求

营养配膳员每日上岗前应进行健康状况检查，发现患有发热、呕吐、腹泻、咽部严重炎症等病症及皮肤有伤口或者感染的人员应暂停工作，待查明原因并排除有碍食品安全的疾病后方可重新上岗。

三、形象要求

1. 仪容　头发整洁，修剪得体，不染异色，无明显头皮屑，无异味。男员工不能剃光头，前发不覆额，侧发不掩耳，后发不及领；女员工发不过肩，齐肩发扎起，长发应挽起，刘海收入帽内（图 3-1）。每日上岗前要自己检查，达标才能上岗。

2. 仪表　肢体裸露部位洁净；指甲长度不超过指尖，不涂指甲油。面容洁净，不戴饰品。男员工不留胡须，不露鼻毛；女员工淡妆上岗，眼影使用淡雅接近肤色的大地色，口红使用接近唇色的浅红色（图 3-2）。每日上岗前应自查或员工之间互查。

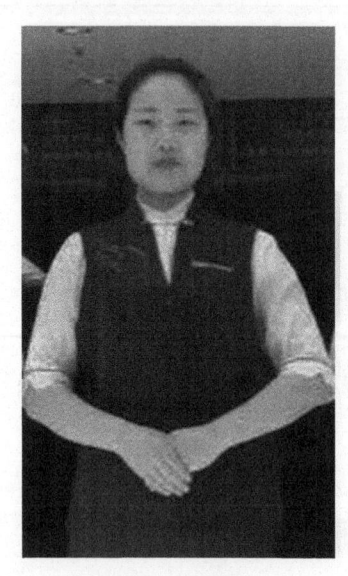

图 3-1 仪容要求 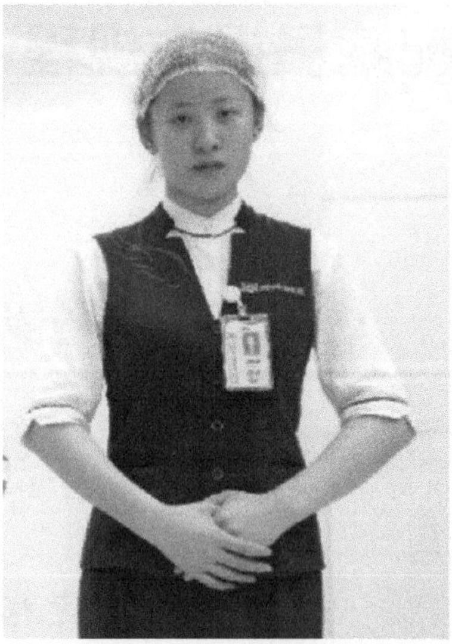　　　　图 3-2 仪表要求

3. 着装　统一着制式工作服,保证衣扣齐全,整洁无皱,无污渍;规范佩戴口罩、工作帽、手套(图 3-3)。每日上班前班组长进行配膳员集体检查。

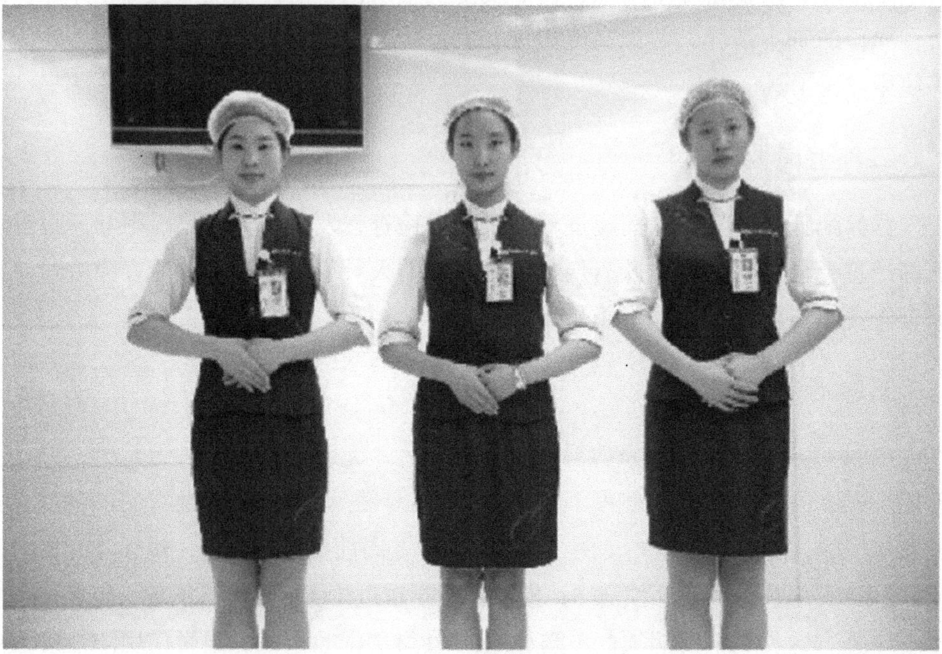

图 3-3 着装要求

四、行为举止

1. 站立　头正颈直、目光平视、下颌微收、收腹挺胸，右手握住左手4指背侧，两腿直立。两脚脚尖距离10～15cm，足跟距离5～7cm，使后背5点（头部、肩部、臀部、小腿、足跟）在同一平面上（图3-4）。每日上班前班组长进行配膳员集体检查。

2. 行走　行走时双眼平视前方，收腹挺胸，两臂自然摆动，摆动幅度为30°左右，双足在一条直线上行走，步态轻稳，弹足有力。两人擦肩而过应保持10cm距离。每日上班前班组长进行配膳员集体培训（图3-5）。

3. 推车　推餐车时双手扶住车缘把手两侧，躯干略向前倾，到达病房时将餐车停稳（图3-6）。每日上班前班组长进行配膳员集体培训。

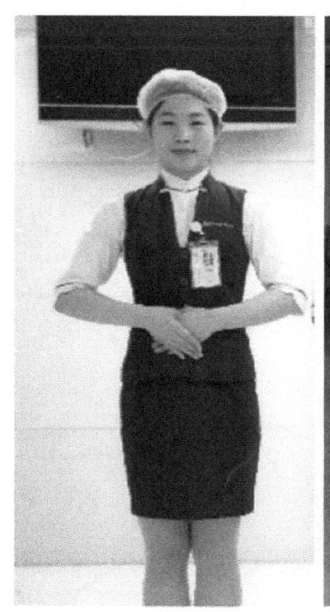

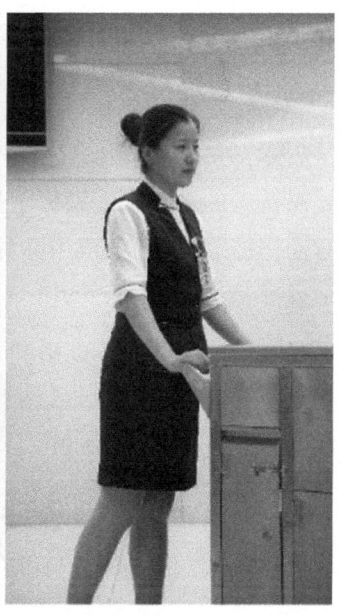

图3-4　站立要求 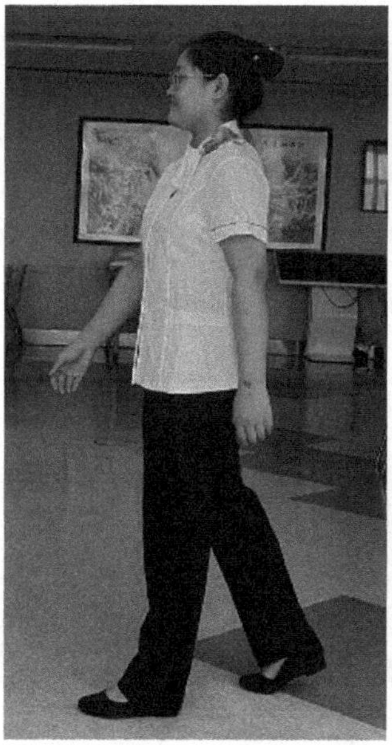　　图3-5　行走要求　　图3-6　推车要求

4. 对话　与患者及其家属交谈时应双眼注视对方，表情自然得体，手势动作不可过大，一般上不过肩、下不过腰、左右在两肩之内（图3-7）。与患者交流时，不要坐靠患者床铺，不要坐着同站着的患者谈话，保持与患者平视的位置上。与患者交流须使用文明用语，如"您好""请用早（午、晚）餐"等。每日上班前班组长进行配膳员集体培训。

5. 拾物　左足稍许后退，左手提衣裙，足掌贴地，足跟抬起，自然下蹲，蹲下后双手左上右下，置于左腿上1/3处，保持重心平稳，拾物时用右手拾取物体（图

3-8）。每日上班前班组长进行配膳员集体培训。

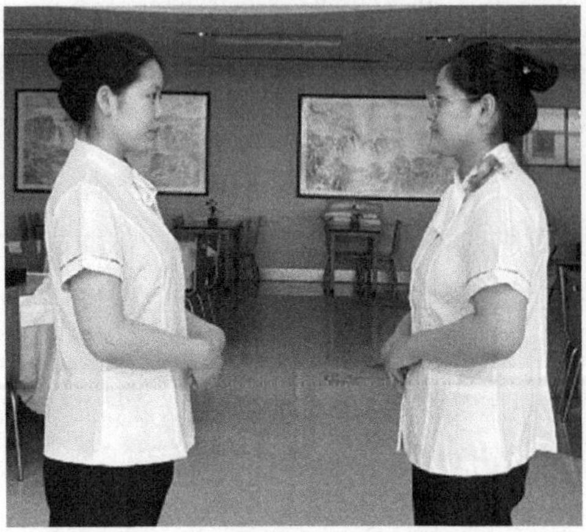

图 3-7 对话要求 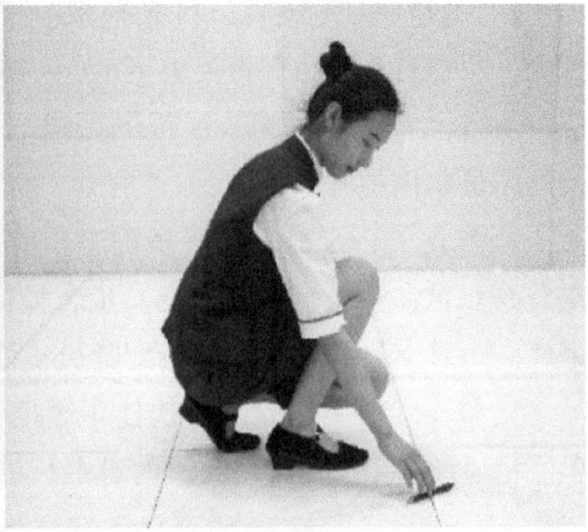　　　　图 3-8 拾物要求

6. 持餐具　取餐自然站立姿态，双手托住餐盘底边缘 1/3 处，拇指与示指夹持盘体，其他 3 指自然分开托住盘底，肘关节盛成 90°，使盘边距躯体 3～5cm，要保持盘的平稳，不可将手指伸入餐具，手臂不能横跨饭餐区域；为患者盛饭菜时动作轻柔、精准，双手递餐（图 3-9）。每日上班前班组长进行配膳员集体培训。

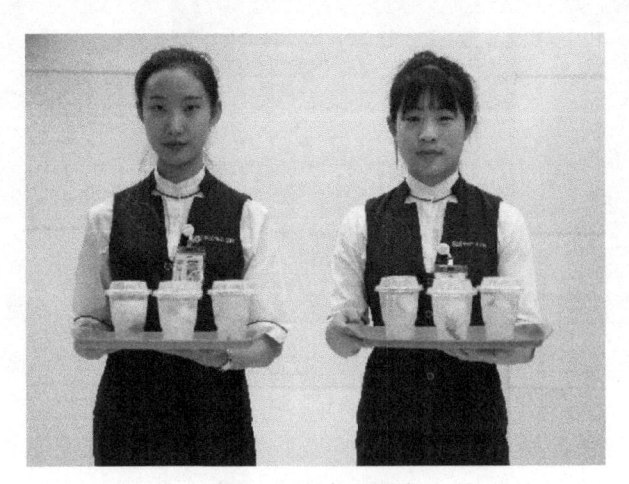

图 3-9 持餐具要求

总之，行为举止需要在岗前进行培训，并考试合格后方能上岗。

在当今社会，个人形象的重要性愈发凸显。个人形象不仅仅是指外貌，更包括着个人的言行举止、仪态仪表、着装打扮等诸多方面。一个良好的个人形象不仅能够给他人留下深刻的印象，还能够对自己的事业发展和个人关系产生积极的影响。因此，重视和塑造个人形象对每个人来说都是至关重要的。

五、岗前培训要求

营养配膳员岗前培训内容通常涵盖多个方面，旨在提升配膳员的专业技能、服务意识和安全卫生意识，确保能够为就餐者提供科学、合理且安全的膳食服务。以下是详细的培训内容和方式。

1. 营养学基础知识

（1）营养素知识：了解人体所需的各种营养素，如蛋白质、脂肪、碳水化合物、维生素和矿物质等，以及它们的生理功能、食物来源和推荐摄入量。

（2）各类食物营养价值评定知识。

（3）膳食指南与膳食宝塔：掌握中国居民膳食指南的核心内容，理解膳食宝塔的结构和应用，指导合理膳食搭配。

2. 营养需求基础知识

（1）食物中营养素的消化、吸收和代谢的基本知识。

（2）人体对热量需要的知识：了解不同年龄、性别、生理状态下人体对热量的需求。

（3）特殊人群的营养需求：了解不同人群（如儿童、孕妇、老年人）的营养需求和膳食指导。

3. 常见饮食健康问题

（1）学习肥胖、糖尿病、高血压、高血脂等疾病的膳食控制方案，了解如何通过膳食调整来预防和改善这些健康问题。

（2）学习不良饮食习惯引起健康问题的纠错饮食控制方案，了解如何通过膳食调整来预防和改善这些潜在健康问题。

4. 食品卫生与安全知识

（1）学习国家食品安全法律法规，了解食品生产、加工、储存、运输和销售过程中的卫生要求和标准操作程序。

（2）学习食源性疾病的概念及预防：分析食品污染的来源和途径，学习预防和控制食品污染的措施，确保食品安全。

（3）学习个人卫生与环境卫生要求知识：强调个人卫生的重要性，学习正确的洗手方法和个人卫生习惯；同时了解环境卫生要求，确保膳食制作场所的清洁和消毒。

5. 实操技能与案例分析培训

（1）食材采购与储备：学习食材采购的原则和流程，确保食材的新鲜和质量；学习食材储存和保鲜的方法，减少营养损失。

（2）菜谱制订与搭配：学习餐饮菜谱的制订原则和方法，掌握不同菜品的搭配技巧，针对不同人群制订个性化的营养配餐方案。

（3）菜品烹饪与技巧：熟悉各类食材的加工处理和烹饪技巧，掌握基本的烹饪方法和制作工艺，确保菜品的美味与营养。

（4）实操训练：在厨房和餐厅进行实际操作训练，由资深厨师和营养配膳员进行示范和指导，提高新配餐员的实践操作能力。

（5）案例分析：通过分析实际案例，让新配餐员了解不同情况下的应对策略和处理方法，提高解决问题的能力。

6. 服务与管理培训

（1）服务礼仪与沟通技巧：学习餐饮服务的基本礼仪和仪态，提高服务态度和服务规范；掌握与就餐者沟通的技巧和方法，了解就餐者需求并及时反馈。

（2）用餐环境与桌面布置：学习了解用餐环境的布置和卫生要求；学习用餐场所的布置和桌面摆设技巧，营造舒适的用餐氛围。

（3）投诉处理与危机应对：掌握投诉处理的技巧和方法，及时有效地解决就餐者的问题。学习危机应对知识，确保在突发情况下能够迅速采取行动。

7. 法律法规与职业道德培训

（1）法律法规知识：学习了解与营养配餐相关的法律法规，如食品安全法、消费者权益保护法等。确保在工作中遵循规定，合法合规地提供服务。

（2）职业道德规范：学习培养配餐员的职业道德意识，强调忠于职守、热爱本职的重要性。强调讲究质量、注重信誉、钻研业务、开拓创新以及遵纪守法、责任心和协作互助等职业基本要求。维护行业形象和声誉。

8. 培训方式与时间安排　根据各个医疗机构实际情况制订培训计划。培训计划有目标、内容和考核。

（1）理论课学习：通过讲座、课堂教学等形式进行饮食营养知识和餐饮卫生管理规定的培训。

（2）实操训练：在厨房和餐厅进行操作实操训练，由资深厨师和配膳员进行示范和指导。

（3）规章制度学习：通过培训资料、视频等形式学习各个医疗机构的食品卫生安全管理的规章制度。

具体的培训时间安排可以根据学员数量和场地情况灵活调整，确保每个学员都能充分掌握所学知识和技能。

综上所述，营养配膳员岗前培训内容涵盖了营养学基础知识、食品卫生与安全知识、营养配膳技能、配膳服务与沟通技巧、实践操作与案例分析及职业道德与法律法规等多个方面。营养配膳员岗前培训内容全面且实用，培训严格且实效，考核合格者方能上岗。

第二节　营养配膳规范操作流程

一、信息管理

1. 患者信息　通过咨询患者及其家属，了解其饮食的偏好与禁忌，准确收集患者科室、床号、姓名、费别、民族及日常饮食习惯、膳食医嘱、饮食禁忌、饮食相关过敏史、饮食量等信息。营养配膳员每天对新入院的患者进行上面的信息采集，对民族、饮食习惯、膳食医嘱加以关注（表3-1）。

表3-1　营养配膳信息采集表

编号
一、基本调查
姓名_____　　性别_____　　年龄_____
身高_____cm　体重_____kg　劳动强度　轻　中　重
作息时间_____时起床_____时休息　午休_____分钟
联系电话_____　家庭住址_____
二、膳食调查
1. 经常食用的主食：A.大米　B.面食　C.粗粮　D.薯类　E.其他____。
较喜欢的主食搭配_____。
2. 经常食用的蔬菜：A.叶菜　B.根茎　C.瓜茄　D.鲜豆　E.菌藻
较喜欢的蔬菜_____。
3. 每天食用蔬菜的量：A.＜200g　B.300g　C.400g　D.500g　E.＞500g
4. 每天食用水果种类_____。共计约_____g。
较喜欢的水果_____。
5. 经常食用的畜产品：A.猪肉　B.牛肉　C.羊肉　D.内脏　E.其他____。
较喜欢的畜产品_____。

续表

6. 食用畜产品的频率：（　）次/周，以（　）为主，约（　）g/次。

其他：（　），（　）次/周，约（　）g/次。

7. 经常食用的禽产品：A. 鸡肉　B. 鸭肉　C. 鹅肉　D. 内脏　E. 其他＿＿。

较喜欢的禽产品＿＿＿＿＿＿＿＿＿＿＿＿＿＿＿＿＿＿＿＿。

8. 食用禽产品的频率：（　）次/周，以（　）为主，约（　）g/次。

9. 经常食用的水产品：A. 海鱼　B. 河鱼　C. 虾　D. 贝壳类　E. 其他＿＿。

较喜欢的水产品＿＿＿＿＿＿＿＿＿＿＿＿＿＿＿＿＿＿＿＿。

10. 食用水产品的频率：（　）次/周，以（　）为主，约（　）g/次。

2. 供餐信息　营养配膳员向患者作自我介绍（您好，我是营养配膳员×××，您在住院期间的膳食由我来为您服务）后，全面准确地介绍供餐时间、伙食标准、结算方式、膳食医嘱及原则等就餐须知信息。做到"三到床前"（订餐、开餐、加餐），"四个知道"（患者姓名、床号、膳食医嘱、收费标准）。营养配膳员在做自我介绍及介绍供餐信息时态度和蔼，信息准确（表3-2，表3-3）。

表3-2　营养膳食供餐信息表

科室＿＿＿＿＿＿＿＿　　　　　　　　　编号＿＿＿＿＿＿＿＿

供餐时间	上午	中午	下午	晚间	加餐1	加餐2
伙食标准	标准1	标准2	标准3	标准4	标准5	标准6
膳食医嘱	普食	半流食	口腔半流食	软食	流食	清流食
送餐方式	病区餐厅	病房门口	病房床前			
结算方式	出院结算	每日结算	每餐结算			

表3-3　"三到床前""四个知道"

三到床前	订餐	开餐	加餐	
四个知道	患者姓名	床号	膳食医嘱	收费标准

3. 订餐信息　营养配膳员收集不同类型患者订餐需求。于前1日规定时间前收集普通膳食患者的餐次、菜品名称、数量、餐费等信息；治疗膳食患者的膳食医嘱、餐次、套餐类别、数量等信息和其他特殊膳食订餐信息。如出现新入院患者或者出院患者，根据膳食医嘱的更改和患者的就餐信息进行补订或修改。营养

配膳员在收集订餐信息过程中对于治疗膳食的指导应考虑到避免患者自带违规食品就餐时食用（表3-4）。

表3-4　膳食订餐单

科室：	床号：	患者姓名：	选餐日期：	配膳员姓名：
套餐	A套餐—50元【　】		B套餐—65元【　】	C套餐—80元【　】
餐次	早　　中　　晚		早　　中　　晚	早　　中　　晚
精品系列					
菜品名称	单位		单价	数量
主食					
什锦炒饭	份		12	
西红柿鸡蛋打卤面	份		15	
茄丁肉丁打卤面	份		15	
手工水饺	3两（15个）		22	
炝锅面	份		15	
鸡蛋龙须面	份		12	
煲汤					
冬瓜排骨汤	例		58	
玉米煲猪手	例		58	
核桃仁煲乳鸽	例		58	
花旗参煲土鸡	例		45	
煲粥					
小米辽参粥	份		88	

二、信息处理

营养配膳员在信息收集规定时间内完成订餐、加餐、退餐等信息的分类汇总，并填写各类制式膳食统计单。

1. 订餐　根据病区的膳食单，填写订餐种类、数量等信息（表3-4）。
2. 加餐　根据治疗饮食的医嘱，填写加餐种类、数量、原因等信息（表3-5）。

表 3-5 病区加餐单

科室：　　　　　　　　　日期：　　　　　　　　　配膳员签名：

患者床号及姓名	膳食种类	原因	数量

3. 退餐 根据患者手术、检查、出院等情况，填写退餐种类、数量、原因等信息（表3-6）。

表 3-6 病区退费单

科室：　　　　　　　　　日期：　　　　　　　　　配膳员签名：

姓名	床号	退餐菜品	退餐原因	退餐金额	退餐人签字	配膳员签字	厨师签字

统计员签字：　　　　　　班长签字：　　　　　　　主任签字：

三、信息传递

营养配膳员每日将采集填写汇总后的患者信息及用餐信息传递至加工制作和账务管理部门，作为备餐、分餐、结算等依据。数据要准确，记录要有表单，便于查账统计使用（图3-10）。

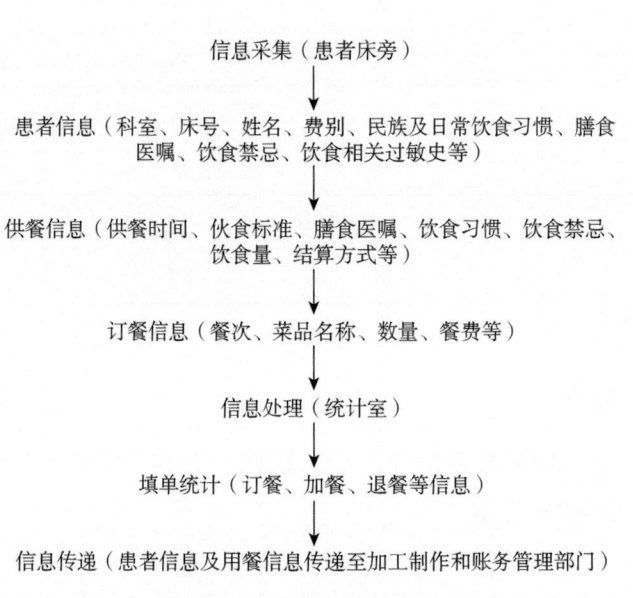

信息采集（患者床旁）
↓
患者信息（科室、床号、姓名、费别、民族及日常饮食习惯、膳食医嘱、饮食禁忌、饮食相关过敏史等）
↓
供餐信息（供餐时间、伙食标准、膳食医嘱、饮食习惯、饮食禁忌、饮食量、结算方式等）
↓
订餐信息（餐次、菜品名称、数量、餐费等）
↓
信息处理（统计室）
↓
填单统计（订餐、加餐、退餐等信息）
↓
信息传递（患者信息及用餐信息传递至加工制作和账务管理部门）

图 3-10 信息管理流程

四、配膳流程

营养配膳员在护士站集成医疗终端或营养室病区膳食管理终端打印膳食医嘱。

（一）配膳准备流程

配膳员为膳食配送做如下准备工作（图3-11）：

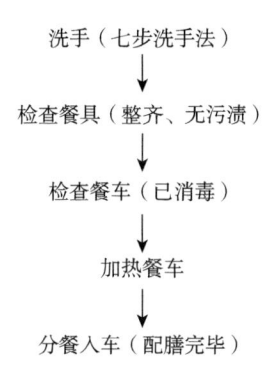

洗手（七步洗手法）
↓
检查餐具（整齐、无污渍）
↓
检查餐车（已消毒）
↓
加热餐车
↓
分餐入车（配膳完毕）

图3-11 配膳准备流程

1. 执行手卫生　营养配膳员在下面（1）～（7）个时机进行规范的七步洗手法（图3-12）。

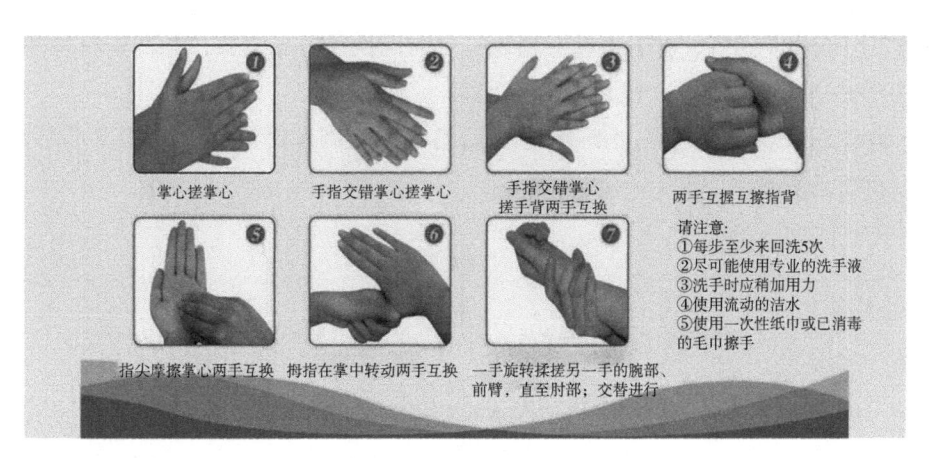

图3-12 七步洗手法

（1）营养配膳员在处理食物前。

（2）使用卫生间后。

（3）接触生食物后。

（4）接触受污染的工具、设备后。

（5）咳嗽、打喷嚏或擤鼻涕后。

（6）处理动物或废弃物后。

（7）触摸耳、鼻、头发、面部、口腔或身体其他部位后。

2. 保持分餐工具的清洁卫生、数量充足、摆放整齐　营养配膳员首先检查分餐器具是否干净，复用的器具没有污渍。各分餐器具使用数量按常规使用要求摆放。

3. 确认餐车已清洗消毒　在使用前检查餐车内干净无污渍，器具准备齐全，物品摆放整齐，如有条件在餐车清洁消毒后放置消毒标识。营养配膳员保证每次餐车使用后彻底清洁消毒，处于备用状态。

4. 确认餐车正常工作　分餐前30分钟连接电源，打开加热开关，调整到30～45℃，根据季节变化可适当调高或调低10℃左右。营养配膳员在分餐后再次检查餐车处于加热状态。

（二）分膳核对流程（图3-13）

1. 膳食组配　营养配膳员核查信息（科室、患者姓名、膳食医嘱、膳食种类、数量等）后，严格按照分餐表单准确将膳食组配到餐车。另外，需要带上一两份普通餐备用，以解决新住院或因为检查未订普通膳食的患者就餐。

2. 膳食核对　营养配膳员核对餐车内膳食包装是否完好，特殊膳食种类（半流、低脂、少渣等），数量是否与表单一致。若：①表单核对正确：整理餐车，按规定时间出车送餐；②表单核对错误：及时调换后出车送餐；③表单核对存疑：及时与相关责任人核实，确定后出车送餐。

膳食医嘱表单一般在上午10时以后打印，病区医师开医嘱一般要求每天在10时前处理完成。

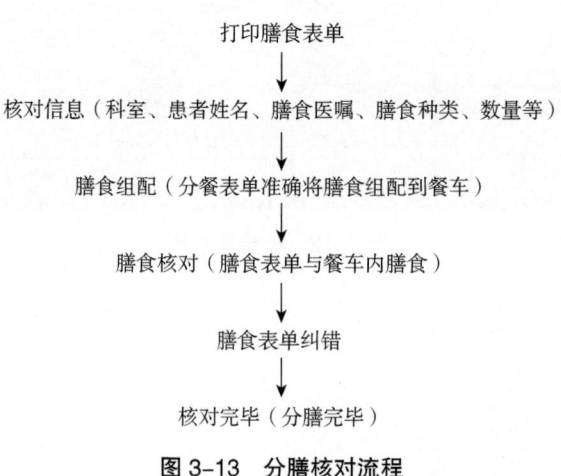

打印膳食表单
↓
核对信息（科室、患者姓名、膳食医嘱、膳食种类、数量等）
↓
膳食组配（分餐表单准确将膳食组配到餐车）
↓
膳食核对（膳食表单与餐车内膳食）
↓
膳食表单纠错
↓
核对完毕（分膳完毕）

图3-13　分膳核对流程

五、送餐流程（图3-14）

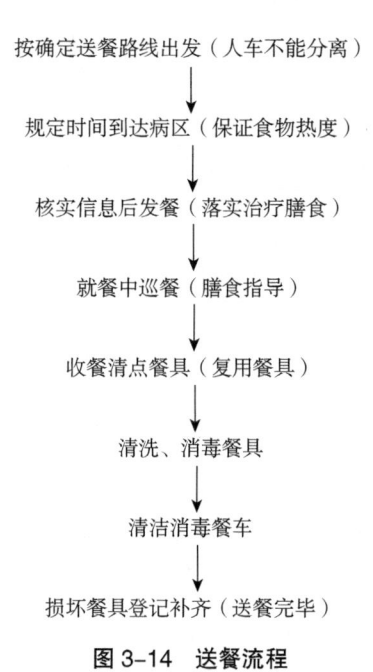

按确定送餐路线出发（人车不能分离）
↓
规定时间到达病区（保证食物热度）
↓
核实信息后发餐（落实治疗膳食）
↓
就餐中巡餐（膳食指导）
↓
收餐清点餐具（复用餐具）
↓
清洗、消毒餐具
↓
清洁消毒餐车
↓
损坏餐具登记补齐（送餐完毕）

图3-14　送餐流程

（一）送餐路线

严格按照既定路线执行，配送过程中未经允许不得更改路线、不得打开餐车、不得人车分离，乘用送餐指定电梯，接受全程监控和回溯，将膳食安全、准时、正确送达到患者床前，在病区送餐的路线第一天由1床至30床，第二天由30床至1床。并及时回收餐具后原路返回。

（二）到达时间

按照预定就餐时间提前5分钟到达目标科室。送餐时间是：7：00、11：00、17：00。营养配膳员在确保餐食没有冷却的情况下到达病区进行发餐。

（三）核实分餐

营养配膳员根据配膳表单的订餐信息，核对患者的姓名、床号、膳食医嘱、餐次及膳食种类等信息，准确无误后分发膳食。

核实分发过程中，提醒患者和家属按顺序排队取餐，配膳员也可送餐至病房门口，不可在一个病房门口排队取餐，餐车送至每个病房门口。确保开餐秩序。如出现未订餐或医嘱更改的患者，遵医嘱确定是否补餐。

（四）巡餐

发餐结束后进行用餐情况巡视，对未能及时用餐患者提供复热服务，同时提醒患者及时用餐。对于用餐是治疗膳食的患者，配膳员应该督导其用餐完毕，以达到膳食治疗效果。另外还要监督配送治疗膳食的患者，不要食用外带的不符合治疗饮食规定的食物。如低脂饮食的吃外带的烧鸡等。

（五）收餐

及时回收餐具，并注意轻拿轻放、摆放整齐，清点核对餐具，确定数量无误后统一送至洗消间进行清洗、消毒处理并归位。如有损坏，应及时登记在回收餐具记录单上，配膳员应每日清点餐具，每周对损坏的餐具进行更换补齐。

六、营养配膳员工作流程（图3-15）

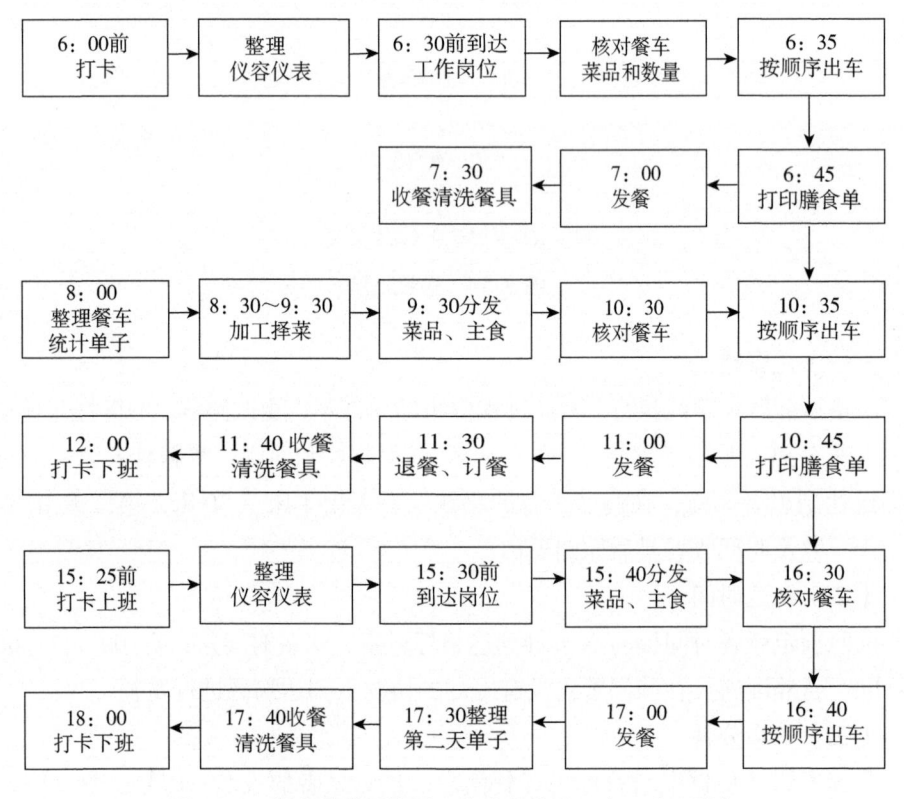

图 3-15　临床营养配膳员工作流程（早、中、晚三班）

七、临床营养配膳"三四六四三"原则

"三四六四三"原则是作者在工作中总结出来的新管理行为，具有很强指导营养配膳员落实操作规程的作用，也是在监察配膳全过程中的重要管理手段。

(一)"三四六四三"的具体实施内容

三到床前:订餐、开餐、巡餐到床前。

四个知道:姓名、床号、膳食医嘱、收费标准。

六个核对:科室、床号、姓名、膳食医嘱、膳食种类、收费标准。

四查:一查患者是否按需订餐,二查患者膳食种类数量是否配齐,三查为患者是否全部按膳食医嘱送餐,四查患者是否全部用餐。

三圈:一圈为患者送餐,二圈查看患者是否需要补餐,三圈查收患者餐具。

1. 三到床前(表3-7)

(1)订餐到床前:住院患者,营养配膳员早上8:00~10:00到病房的患者床旁进行指导订餐,订餐首先根据膳食医嘱,再询问患者的饮食习惯。新入院的患者,营养配膳员在得到病区护士的通知后到病房床旁指导订餐。新入院和住院的患者都可利用订餐小程序在网上订餐。

(2)开餐和加餐到床前:正餐每日三餐,时间是7:00、11:00、17:00,开餐时营养配膳员配送到床前,注意核对床号,避免因调床发生开餐错误。加餐每日三餐,时间是9:00、15:00、19:00。加餐时营养配膳员配送到床旁,同样注意核对床号,避免因调床发生加餐错误。也要注意有新膳食医嘱更改的,不能遗漏。加餐要特别注意餐食保温,避免因餐食过凉而引起患者消化道不良反应。

(3)巡餐到床前:每日三餐后,时间是7:15、11:15、17:15,巡餐时营养配膳员注意患者就餐的情况并做膳食健康指导,同时避免因做检查而发生漏开餐错误。

表3-7 三到床前记录表

	膳食医嘱	时间	床号	注意事项	签名
订餐		8:00~10:00、入院后			
开餐		7:00、11:00、17:00			
加餐		9:00、15:00、19:00			
巡餐		7:15、11:15、17:15			

2. 四个知道(表3-8)

(1)姓名:营养配膳员准确掌握患者姓名,膳食单最好从护士工作站打印出。如有重名的在膳食单上注明区分。如果是少数民族的患者,按照民族习惯称呼,避免引起不必要的纠纷。

（2）床号：营养配膳员不以床号为患者的代称，床号与姓名同时叫出，临床上调床的情况较多，单纯叫床号有可能因为调床叫错患者，发错膳食，发生差错。

（3）膳食医嘱：营养配膳员准确知道膳食医嘱的内容、营养成分、用途、用量；知道治疗膳食的治疗目的、目标和治疗效果；知道每个患者治疗膳食的执行情况；知道膳食医嘱的管理制度。膳食医嘱作为患者治疗的一个重要环节，在现在的临床治疗中越来越备受关注和科学应用。

（4）收费标准：由于社会医疗保险的普及，收费的标准在不断变化，一般医院都有几类收费标准，营养配膳员掌握本病区每个患者的收费情况，在配餐时准确无误记录，在发餐时准确无漏配发。治疗膳食按标准分发套餐。

表 3-8　四个知道记录表

编号	姓名	床号	膳食医嘱	收费标准	备注	签名

3. 六个核对（表3-9）　营养配膳员在床前订餐和配膳大厅备餐时核对科室、床号、姓名、膳食医嘱、膳食种类、收费标准六项内容，以准确无误地备好负责发放科室的膳食。

（1）核对科室：医院每一个大科可能会有几个亚专科科室，如普外科有普外一区、普外二区等。营养配膳员核对备餐是自己配送的科室。特别是在替班时，要仔细核对科室。

（2）核对床号：核对每位床号对应的膳食医嘱与备餐的餐食，在品种、膳食医嘱要求、膳食量上一致。有倒床的在膳食单上标明信息，营养配膳员要特别关注，对于倒床的患者膳食信息需要二人查对后方可配餐、送餐。

（3）核对姓名：膳食单与配膳单姓名一致，与床号对应一致，对于不常用的姓名、多音字、复姓等，获得准确发音后核对，营养配膳员在发餐核对时不会称呼错误。

（4）核对膳食医嘱：备餐配餐都是根据膳食医嘱准备制作的，制作完成后再核对配的餐是否符合膳食医嘱要求。营养配膳员如果不严谨发生配膳错误会影响患者的治疗效果，影响患者的顺利康复。

（5）核对膳食种类：膳食的种类不仅在感官上影响患者的进食，更主要的是保证普通膳食和治疗膳食的均衡营养。营养配膳员仔细核对确保膳食的品质，增强患者的食欲，有效地达到膳食治疗的目的。

（6）核对收费标准：收费标准是体现医院规范管理的重要内容，根据患者的实际经济条件，选择不同餐标的膳食。医院膳食收费标准有多样，营养配膳员不仅熟悉医院餐标的要求，在订餐时也要考虑患者的餐标要求。配餐时严格按照餐标的标准配置，既不能发生浪费，也不能发生漏费。

六个核对，在床前订餐时只是简单核对，在配餐时需要详细核对，如有问题及时与相关环节的工作人员协调解决。

表3-9　六个核对记录表

编号	科室	床号	姓名	膳食医嘱	膳食种类	收费标准	备注	签名

4.四查（表3-10）

（1）一查患者是否按需订餐：在订餐环节，营养配膳员仔细检查患者订的餐食是否符合膳食医嘱，符合患者的饮食习惯，符合合理搭配的要求，符合患者的进食量。避免患者超订或缺订，引起浪费或营养不足。

（2）二查患者膳食种类数量是否配齐：在配餐环节，通过体重换算出每日需要热量，进而换算出每餐需要热量。根据膳食合理搭配的原则，为了增强患者的进食兴趣，减少重复菜谱，膳食配膳可以制订出一周的菜谱。营养配膳员在送餐前仔细检查每餐膳食的种类、数量是否搭配合理，配膳与订餐是否准确一致。

（3）三查为患者是否全部按膳食医嘱送餐：膳食医嘱主要是根据患者的病情营养需要而下达的医嘱，普通膳食医嘱是满足患者住院期间的营养需求，治疗膳食具有利用膳食治疗疾病的意义。送餐是落实膳食医嘱的又一个中间环节，不允许发生不按照要求取餐、送餐的行为。营养配膳员在取餐及送餐环节严格履行规范操作，再次仔细检查每个患者的膳食与膳食医嘱要求一致，全部送至患者床前。

（4）四查患者是否全部用餐：在巡餐和收餐环节，营养配膳员仔细检查患者用膳情况，首先查看进餐的量，其次查看膳食接受程度（是主动吃完还是被动吃完)，再看有没有携带不符合膳食医嘱要求的食品，替代营养室配送的餐食。发现用餐问题，与患者沟通、与厨师沟通，协调解决问题，使患者每餐进食全部吃完，住院期间膳食营养治疗达标。

表3-10 四查记录表

编号	科室	床号	姓名	膳食医嘱	订餐合理（否）	膳食配齐（否）	送餐规范（否）	用餐完全（否）	签名

注：在四查记录表中四个检查内容里问题可以写在里面，如果问题是普遍问题，科室要组织进行分析问题，纠错问题，制订整改措施

5. 三圈（表3-11）

（1）一圈为患者送餐：每天按时间开餐。营养配膳员推餐车从病区1号房间1床开始，到最后一个房间，称为开餐一圈。发放到患者的手里，对于一级护理的患者送至床头桌的上面。如有患者没有在病房里，将饭留在床头桌上。不发生漏发的情况。

（2）二圈查看患者是否需要补餐：在开餐一圈后，立即就开始第二圈巡餐，营养配膳员推餐车从病区1号房间1床开始，到最后一个房间。查看患者需要补餐否，询问患者对餐食的评价、建议，并进行健康膳食和治疗膳食的宣教。

（3）三圈查收患者餐具：第二圈完成后，将餐车送至病区旁的清洗间，清理、清洁、消毒餐车，整理完毕餐车。营养配膳员推收餐具车从病区1号房间1床开始，到最后一个房间。一边收餐具，一边查看患者进食完成情况。每餐收餐具后要清点餐具，查看餐具破损情况，登记并及时补齐。

表3-11 三圈记录表

时间：＿＿＿＿＿＿＿＿

	时间	未开餐（床号）	开餐后问题	清点餐具	签名
一圈	7：00、11：00、17：00				
二圈	三餐开完后				
三圈	清洁餐车后				

（二）"三四六四三"指导工作和落实膳食医嘱的重要意义（表 3-12）

表 3-12　临床营养配膳"三四六四三"总表

三到床前	四个知道	六个核对	四查	三圈
订餐 开餐 加餐	姓名 床号 膳食医嘱 收费标准	科室 床号 姓名 膳食医嘱 膳食种类 收费标准	一查患者是否按需订餐 二查患者膳食种类数量是否配齐 三查患者是否全部按膳食医嘱送餐 四查患者是否全部用餐	一圈为患者送餐 二圈查看患者是否需要补餐 三圈查收患者餐具

注：作者根据营养配膳员操作规程总结提炼出来的"三四六四三"，高度概括了操作的全部内容，便于记忆和指导工作

1. **做好床前三到的意义**　做好订餐、开餐、巡餐到床前的意义主要体现在以下几个方面。

（1）提升患者用餐的便利性与舒适度

1）便利性：订餐到床前，营养配膳员可以更好地与患者交流，解答膳食问题，利于治疗膳食的指导。开餐到床前，对于行动不便或病情较重的患者来说，前往餐厅用餐可能存在诸多不便。配膳员将膳食送到床前，极大地简化了用餐流程，使患者能够轻松享受每一餐。

2）舒适度：对于卧床的患者，在床上用餐，可以保持更舒适的姿势，有助于减轻身体负担，提高用餐体验。

（2）增强人文关怀与情感交流

1）情感关怀：营养配膳员在开餐、巡餐过程中，通常会与患者进行简单的交流，如询问病情、拉家常等。这种互动有助于缓解患者的孤独感和焦虑情绪，让他们感受到来自配膳人员的关怀与温暖。

2）心理支持：对于长期住院的患者来说，营养配膳员床前开餐、巡餐不仅是一种物质上的帮助，更是一种精神上的支持。它让患者感受到自己并没有被遗忘，体会到更多方面的关怀，有助于提升他们的治疗信心和康复动力。

（3）促进医疗服务的个性化与人性化

1）个性化服务：根据患者的饮食需求和偏好，营养配膳员可以提供更加个性化的膳食服务。例如治疗膳食的服务，为糖尿病患者准备低糖膳食，为高血压患者准备低盐膳食等。为有特殊饮食爱好的患者提供相应的膳食配制，如素食者、偏食者。这种个性化的服务有助于满足患者的特殊饮食嗜好和治疗需求，提高医

疗整体服务的质量。

2）人性化关怀：营养配膳员床前开、巡餐体现了医疗膳食服务中的人性化关怀。它不仅仅关注患者的生理健康，还关注他们的心理健康和膳食生活质量。特别是对老年患者的膳食服务，这种全方位的关怀有助于构建更加和谐的配膳员与患者关系。

（4）提高医院管理的效率与安全性

1）管理效率：通过床前开餐服务，医院可以更有效地管理患者的饮食需求，减少因患者自行前往餐厅用餐可能带来的安全隐患和管理难题。通过床前巡餐服务，营养配膳员可以更多发现患者进食情况，进行有效治疗膳食落实的指导。

2）管理安全：营养配膳员在送餐过程中会严格遵守食品安全规定，确保餐食的卫生和质量。同时，他们还会及时回收清点餐具，避免餐具丢失或污染等问题的发生，这有助于提高营养室的整体管理水平和患者满意度。

综上所述，营养配膳员的订餐、开餐、巡餐到患者床前具有多方面的意义，它不仅提升了患者用餐的满意度，还增进了友情，促进了医疗服务的个性化与人性化发展，同时提高了营养室管理的效率与安全性。

2. 掌握"四个知道"的意义　掌握姓名、床号、膳食医嘱、收费标准四个知道的意义如下。

（1）掌握床号、姓名的意义很大，这不只是简单地记住名字和号码，而是具有"导航仪"的作用。在病房里，每天都有很多患者，营养配膳员知道每个患者住在哪个床位，才能准确地找到他们，给他们提供准确的膳食服务。

1）保障膳食安全：在执行治疗膳食时，营养配膳员需要确认患者的身份，确保不发错。如果不熟知床号和姓名，发错了治疗膳食，造成了不良后果，将影响患者顺利康复。

2）掌握患者的病情：他们可以通过床号和姓名来查看患者的病历、检查结果等信息，从而更全面进行健康膳食指导及治疗膳食宣教。

（2）掌握膳食医嘱的意义在于确保患者的饮食符合其健康需求，从而维护和促进患者的健康与康复。

1）确保营养需求：膳食医嘱是根据患者的具体健康状况和营养需求，由医师或营养师制订的个性化饮食计划。它旨在确保患者获得适当营养，有助于疾病的预防、治疗和康复。通过遵医嘱，患者可以确保摄入足够的营养素，如蛋白质、维生素和矿物质，同时避免摄入对健康不利的食物，如高脂肪、高糖或刺激性食物。

2）预防疾病和促进健康：合理的膳食医嘱能够帮助预防和治疗慢性病，如糖尿病、高血压等，通过控制饮食中的糖分、盐分和脂肪的摄入，减少这些疾病的发生风险及稳定病情。

3）辅助治疗及促进康复：对于正在接受治疗，特别是化疗的患者，膳食医嘱可以帮助他们更好地利用膳食补充营养。在手术康复期，膳食医嘱可以帮助患者恢复体力，通过提供必要的营养支持，加速康复过程。

此外，医院膳食医嘱管理制度的建立，还可以保障患者的膳食安全，避免因食物过敏、乳糖不耐受等原因造成的不良反应。营养配膳员在指导患者执行膳食医嘱上和治疗膳食的宣教上有很强的专业知识支撑，使营养配膳服务体现出专业的职业素质。

（3）掌握医院收费标准，营养配膳员指导患者选择合适的膳食标准，避免因为不清楚费用而产生的麻烦或纠纷。告知患者医院明确膳食收费标准能提升收费的透明度和公正性，让患者更信任医院，也能提高医院的管理效率和服务质量。

3."六个核对"的意义　仔细核对科室、床号、姓名、膳食医嘱、膳食种类、收费标准的"六对"，在订餐、备餐和发餐时的意义有几个方面。

（1）确保在订餐时指导患者选择符合膳食医嘱的膳食，符合疾病的膳食，符合合理搭配的膳食，符合膳食标准的膳食。不发生错误的选择。

（2）确保营养配膳员在膳食发放时的准确性和安全性，确保患者得到正确类型和数量的膳食，满足其营养需求。避免工作疏漏带来的缺陷问题。

（3）有助于提高医院的膳食服务质量和效率。通过规范化的核对流程，让一切都有条不紊地进行，可以减少因人为疏忽而导致的错误。

（4）体现了医院营养室对患者安全和营养需求的重视。从医疗安全的角度来看，"六对"也是保障医疗安全的重要措施之一，通过严格的核对流程，可以及时发现并纠正潜在的错误，避免因膳食订餐、配餐、发放错误而导致的医疗事故和纠纷。

（5）膳食种类和成分对于个人健康管理至关重要。通过查对膳食种类，可以避免摄入过多的盐、油、糖等，从而有助于控制体重、降低慢性病的风险，并确保获得足够的营养；通过查对膳食种类，还可以避免不必要的食品过敏或不耐受问题，确保饮食的安全和健康。因此，订餐前查对膳食种类不仅是对个人健康的负责，也是对特殊饮食需求人群的必要关注。

（6）对于特定人群，如孕妇、婴幼儿、老年人及患有特定疾病的人，选择合适的膳食种类尤为重要。例如，孕妇需要确保摄入足够的营养以支持胎儿的健康发育；婴幼儿需要特别注意食物的安全性和营养密度；老年人可能需要注意食物的易消化性和营养均衡；而患有特定疾病的人则可能需要遵循特定的饮食计划以辅助治疗。这些都与膳食种类有关。

4. "四查"的意义　查患者是否按需订餐、查患者膳食种类数量是否配齐、查为患者是否全部按膳食医嘱送餐、查患者是否全部用餐四查的重要意义如下。

（1）查患者按需订餐的意义

1）提供符合需求的膳食：营养配餐员通过根据患者的具体需求和口味偏好，为患者提供更加个性化的膳食，患者因为喜欢而完成就餐，从而提高进餐的成功率。

2）避免膳食材料浪费：通过精确统计患者的订餐需求，营养室合理安排食材采购和膳食制作，避免了食物的浪费，从而降低了成本。

3）增强患者的服务满意度：通过按需订餐能够更好地满足患者的个性化需求，从而提高患者的膳食服务满意度。

4）促进规范化管理：通过引入智能化的订餐膳食管理系统，可以实现膳食服务的标准化和规范化，从而促进医院膳食服务的规范化管理。

（2）查膳食种类数量是否配齐的意义：在于评估和改善患者的营养摄入状况。通过了解膳食种类和数量的齐全程度，可以评估营养需要得到满足的程度。了解患者膳食种类结构是否合理。膳食制作是否按营养需求达标。通过精确计算和合理搭配膳食种类，确保食物中各种营养素的供应，为患者提供全面、均衡的膳食。

（3）查是否为患者全部按膳食医嘱送餐的意义：是在配膳过程中不可或缺的一环。

1）确保营养支持：膳食医嘱是根据患者的具体病情和营养需求，由医师或营养师开具的，旨在确保患者获得适当的营养支持。这包括对食物种类、数量、频率的具体指导，有助于患者更好地从食物中获取必要的营养素，如蛋白质、维生素、矿物质等，从而支持身体的恢复和健康。

2）促进顺利康复：合理的膳食有助于患者的康复。通过遵循医嘱，患者可以摄入适量的营养，支持身体的自我修复过程，加速康复时间。例如，对于手术后患者，适当的营养支持可以加快伤口愈合，减少并发症的发生。

3）提高治疗效果：正确的饮食调理可以辅助药物治疗，提高治疗效果。在一些疾病的治疗过程中，饮食调整是非常重要的辅助手段。例如，糖尿病患者需要通过饮食控制血糖，以配合药物治疗，达到更好的治疗效果。

4）预防营养不良：通过遵循膳食医嘱，可以预防营养不良的发生。对于某些疾病患者，如癌症、慢性病等，合理的营养支持可以增强免疫力，减少感染的风险，从而提高患者的生活质量。

5）实现个性化治疗：膳食医嘱通常是根据患者的具体情况制订的，包括年龄、性别、疾病状况等因素，确保了治疗的个性化和精准性，最大限度地满足患者的营养需求，从而改善患者住院期间的生活质量。

（4）查患者是否全部用餐的意义

1）评估患者的疾病恢复情况：合理的膳食可以帮助患者更好地恢复健康，而不当的饮食则可能延缓病情的改善。如果患者没按时用餐，也可能会影响他们的身体状况。

2）发现和处理可能的膳食相关问题：有些患者可能因为疾病或化疗等药物副作用而出现食欲减退、消化不良等问题，这些问题如果得不到及时处理，可能会影响患者的康复进程。营养配膳员及时发现问题，调整膳食结构和方案，促进患者进餐。

3）分析患者的用餐数据：医院可以了解供餐服务是否存在问题，如供餐时间是否合理、菜品是否符合患者的美学要求等。这些问题可以通过改进供餐服务和增加患者反馈机制来解决，从而提高患者的就餐体验和满意度，提高医院的管理水平。

综上所述，四查在营养配膳员的规范化操作及膳食服务管理上的意义非常重要。

5. "三圈"的意义　一圈为患者送餐、二圈查看患者是否需要补餐、三圈查收患者餐具，具有重要意义。

（1）为患者送餐的意义

1）减少了人员聚集，降低了感染风险。这种服务模式不仅方便了患者和家属，还减少了他们在病区排队等候的时间，使住院过程更加舒适。

2）提高了患者就餐的安全性：送餐到床前避免了排队容易出现的混乱现象，容易出现的发餐错误。

3）拉近了配膳员与患者的距离：送餐到床旁，增强配膳员与患者的沟通与理解，提高患者满意度。

（2）查看患者是否需要补餐的意义

1）避免漏餐而造成患者未进食：有些患者因为做检查没有在病房，在第二圈补餐时可以留下餐食。提高营养配膳员的服务意识，提升营养配膳员的服务质量。

2）征求意见得到持续改进：对膳食的品种、品质、就餐量反馈信息，不断提高膳食质量。

3）建立良好的沟通：是与患者沟通的好时机，询问需求，增补餐食，落实治疗膳食。同时进行治疗膳食宣教。

（3）查收患者餐具的意义

1）保持病房患者就餐环境的干净整洁：配膳员在患者用餐后及时回收餐具，整理患者的床头柜等就餐小环境，为患者提供一个更加舒适和卫生的治疗环境。这充分体现了营养配膳员在提供就餐服务时的细致和专业。

2）进行患者就餐评价：营养配膳员评价患者用膳的感觉、膳食的量，膳食结构是否合理，为更改膳食医嘱和更改膳食品种提供依据。

3）保持餐具、餐车清洁使用安全：严格规范的复用餐具、餐车清洗消毒，卫生安全的使用有助于维护医院的卫生标准，为患者提供了更加安全、卫生的就餐环境。

八、防护消毒

（一）餐具用品消毒

依据《餐饮服务食品安全操作规范》的规定营养配膳员对餐车及复用分餐用具进行全面清洗消毒，消毒后将餐车及时归位、备用，清洁消毒后登记备案。

（二）个人防护

营养配膳员在工作前和工作结束后及时进行洗手消毒，操作中戴口罩、帽子，必要时戴手套。有条件的每日送餐结束后及时更换工作服，并进行统一洗涤消毒。一般工作服每周洗涤2次。

（三）环境消毒

营养配膳员每日配膳工作结束后，使用紫外线消毒灯对配膳环境进行30分钟照射消毒，并登记备案。

九、工作交接

营养配膳员每日将患者信息及意见反馈给配膳班组责任人，并填写交接记录表（表3-13），内容如下。

（1）科室情况：包括病区患者总数、各科室配膳注意事项等。

（2）特殊患者膳食情况：包括床号、姓名及膳食禁忌等注意事项。

（3）更改膳食情况：次日手术、检查、倒床、出入院患者需要更改膳食等情况。

（4）征求患者意见情况：患者反映的意见或建议，营养配膳员解释、登记、每日报告。

（5）餐具使用消耗情况：营养配膳员每日登记，根据情况及时补充。

（6）餐车清洁消毒情况：每日清洗消毒并登记交班。

（7）交班人员姓名、日期、联系方式等记录清楚。

表 3-13　每日交班记录表

科室_____　　联系方式_____　　编号_____

日期	患者总数	治疗饮食（姓名、床号）	更改膳食（床）	倒床	检查	手术	出入院	餐具消耗	餐车消毒	问题纠错	签名

十、信息反馈

（1）在开餐过程中，通过对患者及其家属的意见征询，了解患者对膳食的满意程度。

（2）在开餐后，通过对餐盘剩余菜品的观察，结合患者病情，了解患者对膳食的满意程度。

（3）每日向临床医师反馈患者进食情况，为膳食医嘱的修改提供参考和依据。

（4）每日向营养师反馈患者进食情况，为膳食处方的修改提供参考和依据。

（5）每日与烹饪师沟通，在不违反膳食原则的情况下，合理调整烹饪方式。

（6）及时将患者意见反馈，与营养室各合作部门沟通，确保膳食的品种和质量，提供高效优质的配膳服务。

（7）每日将患者信息及意见反馈给配膳班组责任人，并填写交接记录表（表 3-14）：

表 3-14　开餐过程中信息反馈表

科室_____　　联系方式_____　　编号_____

日期	患者满意度（满意或不满意）			反馈信息			签名
	膳食品种	膳食质量	服务态度	临床医师	营养师	烹饪师	

备注：每日营养室主任进行一日工作复盘，总结问题并提出纠错措施

1）科室情况：包括病区患者总数、各科室膳食医嘱的种类，以便统计告知采购。

2）特殊保障患者膳食情况：包括床号、姓名及膳食需求，以便做好服务。

3）更改膳食情况：次日手术、检查、倒床、出入院患者需要更改膳食或停餐等情况，以便告知统计室管理人员给予相应的处理，避免漏费或超收费。

第三节 营养配膳配送安全

一、备膳与配膳安全

确保食物的安全和卫生非常重要，特别是在备膳和配膳过程中，这涉及从食材的采购、储存、加工到烹饪的每一个环节。以下是一些关键点，可以帮助确保备膳和配膳安全。

（一）严格控制食品时间和温度，保证食品质量

1. 食材采购　按照供应量的需要，适量准备食物。选择信誉好的供应商，确保食材新鲜、无污染，避免购买过期或质量可疑的食品。

2. 食品加工　立即食用是备餐中保证食品安全的最佳选择，如不能做到就必须采用热藏或冷藏方式备餐，采用常温备餐的则应严格控制时间。使用温度计测量食品中心温度。热藏和冷藏备餐中至少每2小时测量一次食品的中心温度，温度低于60℃或高于10℃（最好是5℃）的食品应予废弃。

3. 食品储存　正确的储存方式可以防止食物变质或受到污染。根据食品的特性，将其储存在适当的温度和环境中。冷冻食品生、熟、半成品等需要分柜放置。

4. 烹饪温度　确保食物被充分加热至安全的内部温度，以杀死可能存在的细菌。

（二）防止食品受到污染

（1）在备餐的食品容器上加盖，使食品易于保持温度和不受污染。

（2）备餐用的所有容器、工具，备餐前应消毒，包括菜肴分派、造型整理的用具，备餐中每4小时应消毒一次。

（3）使用长柄勺，避免勺柄接触食品导致污染。

（4）在加工食物前，确保工具清洁卫生，使用干净的刀具和砧板，生熟分开，

避免交叉污染。加工环境也需要分生、熟、肉禽类区域。

（5）任何已经供应过的食品及原料都不应再次供应，包括菜肴装饰，以及制作菜肴的汤和食品辅料（如火锅汤底、沸腾鱼片的汤料、辣子鸡块的辣椒等）。

（三）注意操作人员卫生

（1）备餐人员上岗前手部应清洗、消毒（七步洗手法），备餐专用间内人员应按专用间从业人员的要求，进行菜肴分派、造型整理等，备餐人员操作时最好戴上干净的一次性手套。

（2）所有餐具可能接触食品的区域（内面）都不要被手污染。不要将餐具堆叠。

（四）食品外观检查

操作人员应认真检查待供应食品的外观，发现有感官性状异常的，不得供应。

（五）热藏备餐

（1）使用热藏设备（如水浴备餐台、加热柜等）保证备餐期间食品中心温度保持在60℃以上。

（2）备餐期间定期搅拌食品使热量均匀分布。

（3）热藏设备一般不能用来再加热食物。

（六）冷藏备餐

（1）使用冷藏设备保证备餐期间食品温度保持在10℃（最好是5℃）以下。

（2）不要将食品直接放置在冰上，而应装在盛器中再放在冰上。

（七）常温备餐

（1）食品完成熟制加工后必须在2小时内食用。

（2）在容器上标识加工时间，以便对超过2小时的食品进行处理（废弃或再加热）。

（3）向容器中添加食物时，应尽量等前批食物基本用完后再添加新的一批，不应将不同时间加工的食物混合，剩余的少量食品应添加在新的食品的表层，尽量做到先制作的食品先食用。

（八）自助餐

（1）按照上述三种备餐方式之一进行备餐。

（2）如有需要加工的生食品（如现场烧制食品的原料），应与熟食品放置区域分开，以避免交叉污染。

（3）临床一线工作人员可能并不了解供餐卫生要求，配膳员应留意服务对象是否有影响餐饮卫生的行为（如尝味后再放回），给予指导。

（九）增强食品安全意识

定期进行食品安全培训，提高营养配膳员对食品安全的认识和操作规范，并通过营养配膳员告知或指导患者及工作就餐人员食品安全的知识。

通过遵循这些基本原则，可以大大降低食物中毒和其他食源性疾病的风险，保障患者及就餐工作人员的膳食安全。

二、送餐安全

医院营养配膳员送餐的安全流程涉及多个环节，以确保患者能够安全、卫生地享用膳食。以下是一些关键步骤和措施。

1. 遵守食品卫生制度　营养膳食员需要严格遵守食品卫生制度，养成良好的卫生习惯进行各项操作，确保食物的安全和卫生。

2. 宣传膳食种类　向患者宣传各种膳食种类及营养菜肴的特点，及时报告饭菜质量等问题，并耐心做好患者的安抚工作，避免发生矛盾。

3. 熟悉饮食要求　熟悉医院各类膳食的基本要求，负责订餐、送餐，认真做好患者膳食的供应工作。

4. 按时准确送餐　根据患者膳食计划，按时、准确、热情地将膳食送发到患者床边。做到保质、保温、保治疗膳食的效果。

5. 接受检查和监督　熟悉治疗膳食的种类，自觉接受营养专业人员的检查和监督。

6. 餐具回收清洗　每天按时开早、中、晚三餐，每餐后及时回收、清洗餐具，送指定地点集中消毒。

7. 个人清洁卫生　注意个人清洁卫生，工作时穿戴工作衣帽、口罩、一次性手套。

8. 患者订餐需求再收集　医院在患者住院期间根据需求提供早、中、晚三餐。营养配膳员在送餐时再次了解患者及其家属早、中、晚三餐的订餐需求，并向患者及其家属说明订餐费用，特殊订餐在登记本上记录，并让患者及其家属签名。

9. 更改订餐信息发送　营养配膳员每日常规在规定时间前将订餐信息利用营养信息管理平台发送至营养室工作人员，并在送餐时再进行核查，避免漏订。

10. 特殊情况处理　对于10:00后入院患者、临时加餐、订餐患者，临时取消订餐患者的情况，护士得到信息后立即与营养室配膳班负责人联系。核查后及时补餐、消餐，避免多收费，引发不必要的纠纷。这也是送餐安全不可缺少的步骤。

11. 满意度调查　建立随访机制，定期对患者配餐服务进行满意度调查，及时向医院营养室反馈满意度调查结果,并进行持续有效的整改。

通过上述流程,医院配膳员能够确保患者的饮食安全、卫生,同时提高服务质量,满足患者的需求,提高患者满意度。

三、员工餐厅安全

医院员工餐厅对于医护人员来说是非常重要的,因此要保证其安全是十分必要的。下面是医院员工餐厅安全保障的一些措施。

(1)医院员工餐厅需要设置进出口管理系统,这是最基本的安全措施之一,可以通过安装门禁、监控设备等来控制人员进出餐厅,也可以放置服务员在门口监督,避免未经许可人员进入。

(2)医院员工餐厅需要定期进行餐厅服务员和营养配膳员膳食知识及优质服务培训。

(3)服务员和配膳员需要接受有关食品安全、卫生等方面的培训:了解相关政策和规定,并掌握正确的操作流程和措施,提高他们的安全意识和操作能力。

(4)医院员工餐厅需要加强食品安全管理:设置不同区域划分餐食品种,如凉菜区、主食区、熟食区等。

(5)医院员工餐厅应严格按照相关法律法规的要求,制订并执行食品安全管理制度,对进货、储存、加工、制作等各个环节进行监控和管理,确保食品的质量和安全。

(6)医院员工餐厅需要定期进行卫生检查和清洁,定期安排专门的人员对餐厅进行卫生检查和清洁,确保餐厅环境的干净整洁,减少细菌和病毒的滋生。

(7)医院员工餐厅需要加强保洁人员的管理:保洁人员是餐厅卫生的重要环节,他们需要定期接受培训,了解并掌握相关的卫生知识和操作流程,加强对工作过程的监督和管理。

(8)医院员工餐厅要加强食品留样:定期对餐厅的食品进行留样,进行检测,确保食品符合卫生标准,防止出现食物中毒等食品安全问题。

(9)医院员工餐厅还要对食品配送进行严格管理:餐厅对外部供货商进行严格筛选,合作的供货商需要提供合格的食品,并保证其运输过程符合卫生标准,以确保食品的安全。

综上所述,医院员工餐厅安全保障措施主要包括进出口管理系统、员工培训、食品安全管理、卫生检查和清洁、保洁人员管理、食品留样和食品配送管理等多个方面。通过这些措施,可以确保医院员工餐厅的安全,为医护人员提供安全可靠的膳食服务。

第四节　营养配膳员岗位协作

一、与临床医师的岗位协作

营养配膳员每日向临床医师反馈患者进食情况，为膳食医嘱的执行与修改提供依据。医师在营养素上有特殊要求告诉营养配膳员给予补充，如补钾，配餐给含钾多的水果香蕉、橘子等。

二、与营养医师的岗位协作

营养配膳员每日向营养医师反馈患者进食情况，为膳食处方的执行与修改提供依据。患者在口感接受上有不适应的反馈，营养医师在膳食品种搭配上进行调整，如南方人喜欢吃米饭，配餐主食多给米饭。

三、与烹饪师的岗位协作

营养配膳员每日与烹饪师沟通，在不违反膳食原则及治疗膳食的情况下，合理调整烹饪方式。如煮菜可以改为蒸菜，炸鱼可以裹上面粉炸等。烹饪师是指运用传统或现代的烹调方法，对食品原辅料进行加工，烹制成具有特色风味的菜肴、面点或小吃的人员。

四、与患者及其家属的岗位协作

营养配膳员每日与患者及其家属沟通，了解患者膳食习惯和特殊需求，在临床医师及营养师的指导下，根据医嘱及病情为患者及其家属宣讲膳食营养的基本内容，执行膳食医嘱的重要性，并提供膳食营养指导。

五、特情处理

营养配膳员在岗期间，如遇到餐车故障、身体不适、临时请假等特殊情况，应立即报告值班领导，依指示处理。主管领导可以进行调班、调岗处理，保证配膳工作不受影响。

第五节　营养配膳感染控制管理

一、营养室感染控制管理制度

营养室的配置、卫生及管理要求，食品与食具的卫生要求、对工作人员的要求，应按照《中华人民共和国食品卫生法》《中华人民共和国传染病防治法》《消毒技术规范》等，遵守《餐饮服务食品安全操作规范》的规定并参照餐饮行业相关标准执行。

（一）人员管理

1. 认真学习法律法规　营养配膳员必须学习国家有关法律法规和相关传染病防控知识，认真积极参加本单位组织的感控知识培训，考核合格并照此执行。

2. 每年体检合格　营养配膳员上岗前应身体健康，体检合格，持健康证上岗。每年复查，不合格者调离岗位。

3. 严格落实个人防护　营养配膳员日常应注重个人卫生，常洗澡、更衣、剪指甲，勤洗手等。上班时衣帽整齐，按要求着装。进入科室工作场所，严格按照要求做好个人防护，规范手卫生，佩戴口罩、帽子和手套。

4. 应该落实进入操作间规定　进入熟食间操作前应进行再次更衣、洗手、戴口罩操作，离开操作间，应脱掉工作服。非营养室工作人员不能随意进入操作间。

5. 做到无患病上岗　营养配膳员（包括配膳、送餐人员）出现重症感冒、呕吐、腹泻、皮肤感染或其他相关的传染病时，应暂停工作，避免接触患者和食材。在岗期间，如发生身体不适，应立即报告值班领导，依指示处理停工就医。

（二）设施环境管理

1. 保持室内卫生

（1）室内通风，保持清洁，防止交叉感染。每周大扫除一次，消灭蟑螂、苍蝇、老鼠等传播媒介物，以防交叉感染，并有登记。

（2）采用"湿式"清洁法，对厨房、配膳室的门、窗、操作台面、餐车、地面每日配膳前后擦拭或清洗，有污染随时消毒并登记。

2. 保持冰柜内外清洁　每日清洁擦拭，有污染随时消毒并登记。

3. 擦拭工具专区专用　不同区域的抹布、拖布等擦拭工具应该专区专用，一用一清洗，使用后将其分别清洗消毒、晾干。有污染随时消毒并登记。

4. 做好环境卫生　保持环境整洁，做好空间环境消毒工作。特别是对膳食分餐区、熟食间、配奶间、膳食配置室、肠内营养配制室等重点区域和点餐用手持电脑等清洗消毒。对办公室的门把手、灯开关，送餐电梯等办公室公共接触物品定期消毒。餐厅的厨余垃圾及时处理并登记。

（三）操作及物品存放管理

（1）严格按照操作规程进行制作餐食。

（2）严格遵从生熟食品的容器分开、生熟食品的冰箱冰柜分开、生熟食品的加工器具分开、生熟食品的制作人员分开等原则，以防交叉污染而导致食物中毒或医院感染事件的发生。

（3）在食品的粗加工过程中，注意食品材料的分池洗涤、加工。

（4）在食品的冷藏工过程中，所有需冷藏或冷冻的食品，均须放入冰箱或冰柜，标注制造、储存日期，确保不变质和不被污染。

（5）库房储存的食品原料、米面等，应离端、离地，保持通风和干燥，防止霉变。

（6）副食品、调料等，应放进整理箱，上架（或密闭存放于柜中）。

（7）所有食品原料的进出，应做好记录，本着"先进先出"的原则，防止保存时间长而变质。

（8）粮食及食品调料、副食品等在制作加工前应观察其品质、有效期等，发霉或可疑变质时禁止使用。

（四）膳食运送及发放

（1）应确保配餐车洁净，运送食物时密闭加盖。发放食物时，禁止用手直接拿取食物。如遇餐车故障，立即报告值班主任，酌情处理餐车内食物，保证食品安全。

（2）规范订配送餐的流程，确保送餐过程的安全和卫生，避免交叉感染。

（五）膳食用具的清洗消毒

（1）食物的容器、餐具应在餐后及时刷洗干净，经消毒后干燥保存。盛放容器生、熟分开，冷、热分开，刀具、菜板等用具不得混用，用完后应刷洗干净、晾干，干燥保存。

（2）食具的消毒方法优先选择热力消毒法，如煮沸消毒、热蒸汽消毒等。化学消毒剂浸泡消毒（如含氯的消毒剂、酸性氧化电位水等）仅适用于不宜热力消毒的器具，且消毒后应彻底冲洗残留的消毒剂。

（3）传染病患者使用的餐具应与普通患者分开处理，先用含氯1000mg/L消毒液浸泡消毒30分钟，再洗涤，冲净，煮沸消毒（≥20分钟）或热蒸汽消毒。

（4）传染病区的食具用后应先煮沸消毒再刷洗，最后经蒸汽消毒15分钟备用，消毒后的洁净餐具存放于清洁柜内，不可与脏餐具混放一起。洗碗用的布料每次用后与餐具一起消毒，并登记。

（5）配餐车在每次开饭前后用清水刷洗干净，每周用洗涤剂彻底刷洗一次，每周消毒一次。有污染随时消毒，用含有效氯250～500mg/L的消毒剂擦拭消毒，再清水擦净，晾干，并登记。

（六）报告监管制度

（1）执行每日报告制度，对所有上岗人员每天上班和下班前检查配膳员的健康状态，如有异常体温、消化道症状等情况立即停止其从事相应工作，采取相应措施，禁止外来人员进入营养室。

（2）强化食品安全监管：严格落实食品安全管理的各项制度。把好食品采购关，签订采购供货合同，落实采购查验和索证索票制度，确保所购原料符合食品安全标准，杜绝采购野味食物；注重食物加工过程中的安全，成品、半成品、原料应分开加工、存放，加工食物的生熟食用具如刀、板、盛具分开使用，避免生熟交叉混放，食物烧熟煮透后方可供餐；不制作凉拌菜，做好食品留样工作。对上述的监管就是每个环节都有登记及管理人员的签名。

（七）正确洗手并防止手污染

（1）接触钱和票据后、做清洁卫生后、接触熟食前、发放食品前、上厕所后等必须洗手。

（2）洗手后擦手毛巾应专人专用，每天清洗，定期煮沸消毒，或使用一次性擦手纸巾。禁止使用公共毛巾。

（3）工作结束后应该严格按照"七步洗手法"及时进行手卫生洗手或消手。

（八）发生食源性事件的处理要求

（1）逐级上报：如发生群体性与饮食相关事件、疑似肠道传染病暴发流行时，营养室工作人员应立即向本部门相关应急指挥组报告，然后再逐级向医院感染控制科、后勤管理等部门报告。医院按程序逐级报告。

（2）协助调查：同时应积极协助医院开展流行病学及相关调查，必要时协助对工作人员的手、物体表面、食品、餐具等进行采样和病原学监测。

（九）营养室应设有感控管理小组

感控管理小组由营养室主任、配膳管理者和感控员组成，他们都应有医院的感控培训考核合格资质。

二、营养配膳感控员的工作要求

（1）良好的卫生习惯：应具备良好的卫生习惯，感控管理意识要强，包括经常洗手、消毒，穿戴整洁的工作服和专用鞋，工作服每周清洗2次，必要时每餐送餐结束后及时更换工作服，进行统一洗涤消毒，以减少交叉污染的风险。定期检查配膳员在配餐、送餐过程中的执行情况，并有记录。

（2）熟知食品安全知识：应具备基本的食品安全知识，了解食品的保存、加工和烹饪方法，确保食物在准备和配送过程中保持感染控制要求的安全和卫生。定期培训配膳员的感控知识，并有记录。

（3）操作规范监督：在操作过程中，应严格遵守食品安全操作规范，如正确使用和清洁厨房用具、设备，避免食物接触不洁表面或人员。定期检查落实情况，并记录。

（4）个人健康管理督导：配膳员应定期进行健康检查，确保没有传染病或其他可能污染食物的疾病。在生病或受伤时，应及时报告并暂停工作，直到康复。营养室制订监督机制，感控员常抓不懈。

（5）配膳环境清洁监查：配膳员负责保持工作区域的清洁和卫生，包括厨房、餐具储存室和配送车辆等，确保环境符合食品安全标准。感控员检查到位，并记录。

（6）应急处理有章法：应了解基本的应急处理措施，如食物中毒等突发情况的报告和处理流程，以便及时应对食品安全事件。感控员定期培训配膳员，作为工作绩效考评内容，并记录。

（7）在营养配膳员中选出 1～2 名人员，作为感染控制管理员，负责营养室的感染控制管理工作的执行者。

（8）感控员配合感染控制科定期进行各个操作的环境细菌采样监测，并记录。如出现问题，感控管理小组进行分析，制订措施，持续改进。

通过遵守这些感控要求，配膳员可以有效减少食品污染的风险，保障食物的安全和卫生，从而保护患者和医务人员的膳食健康。它也直接关系到医院感控工作的落实和医院感控管理水平。

第4章

特殊营养餐配膳流程

学习目标

掌握ICU患者、传染病患者、无菌室患者、高龄老人患者营养需求，配膳原则和配送要求。熟悉各类表单的记录要求。了解上述患者的废弃食物处理方法。

第一节　信息登记及统计表（单）

为加强工作计划性，提高工作效率，确保膳食配送准确率，营养配膳员要学会并掌握以下登记表、统计表和分发单及记录本。

一、登记表、统计表和分发单及记录本

（一）登记表

普通膳食（普食、半流食、流食、清流食）登记表；特殊治疗膳食（高脂肪匀浆膳食、蛋黄米糊、蔬菜米糊、无色素膳食等）登记表；治疗膳食套餐（软饭、纯素半流食、低脂肪半流食、少渣半流食）登记表；特殊病种治疗膳食套餐（糖尿病、高血压、肾病、食管静脉曲张等）登记表；标准餐登记表；普通膳食挑选单（订餐单）。特殊营养膳食（复合膳食医嘱）挑选单；另备餐挑选单、退餐记录单。

（二）统计表

新入院患者人数与订餐人数日统计表；住院患者人数与就餐人数日统计表、住院患者人数与就餐人数月统计表；普通膳食（普食、半流食、流食、清流食）统计表；特殊治疗膳食（高脂肪匀浆膳食、蛋黄米糊、蔬菜米糊、无色素膳食等）统计表；治疗套餐统计表；糖尿病套餐统计表；日订餐汇总统计表、订餐月汇总统计表；退餐日汇总统计表、退餐月汇总统计表；膳食分类日统计表、膳食分类月统计表；备菜种类日统计表、备菜种类月统计表；各科室膳食分类日统计表、各科室膳食分类月统计表；各科室特殊膳食日统计表、各科室特殊膳食月统计表；特殊营养膳食（零号饭）统计表。

（三）分发单（一级分发单）

科室主食分发单；科室菜品分发单；各科室普食套餐分发单；各科室半流食、流食、清流食分发单；各科室汤类分发单；各科室治疗膳食分发单、治疗膳食套餐分发单；各科室回民膳食分发单；各科室牛奶、鸡蛋分发单。

（四）记录本

交接班登记本；餐具回收登记本。

二、登记表、统计表和分发单及记录本的记录及统计时间

（一）登记表

1. 普通膳食（普食、半流食、流食、清流食）登记表　7：30～8：00登记，询问每个患者的膳食需求，有网络登记的告知患者每天8：00前登记完毕。

2. 特殊治疗膳食（高脂肪匀浆膳食、蛋黄米糊、蔬菜米糊、无色素膳食等）登记表　7：30～8：00登记，询问每个患者的特殊膳食需求，不得由患者随意更改成普通膳食，有网络登记的告知患者每天8：00前登记完毕。

3. 治疗膳食套餐（软饭、纯素半流食、低脂肪半流食、少渣半流食）登记表　7：30～8：00登记，询问每个患者的治疗膳食需求，不得由患者随意订普通膳食，不能食用自己外带的食物。有网络登记的告知患者每天8：00前登记完毕。

4. 特殊病种（糖尿病、高血压、肾病、食管静脉曲张等）治疗膳食套餐登记表　7：30～8：00登记，询问每个患者的治疗膳食需求，不得由患者随意订普通膳食及随意加量，有网络登记的告知患者每天8：00前登记完毕。

5. 标准餐登记表　针对新入院患者还未收到膳食医嘱时，配送的膳食就是标准餐。登记时间是接到护士通知新入院患者信息后，备餐时准备标准餐。

6. 普通膳食挑选单（订餐单）　12：00发放患者，指导患者如何填写，17：00收回，预定是第二日膳食。

7. 特殊营养膳食（复合膳食医嘱）挑选单（订餐单）　12：00发放患者，17：00收回，预定是第二日膳食。不得由患者随意减少及增加复合膳食医嘱外的品种。

8. 另备餐挑选单（零号饭）　12：00发放患者，与患者沟通，指导患者如何填写挑选单，17：00收回，预定是第二日膳食。可以在餐单上任意选（费用比标准餐贵，只限普食）。

9. 退餐记录单　配膳员根据病区第二日手术和出院的患者信息写退餐记录单，17：00前交给统计员做退餐处理。

（二）统计表

1. 新入院患者人数与订餐人数日统计表　17：00统计（下午送餐时）。

2. 住院患者人数与就餐人数日统计表　8：30统计（统计前一天的）。

3. 住院患者人数与就餐人数月统计表　每月28日17：00统计，用于成本核算。

4. 普通膳食（普食、半流食、流食、清流食）统计表　8：30统计本科室普通膳食。

5. 特殊治疗膳食（高脂肪匀浆膳食、蛋黄米糊、蔬菜米糊、无色素膳食等）统计表　8：30统计本科室特殊治疗膳食。

6. 治疗套餐统计表　8：30统计本科室需要份数，如软饭、纯素半流食、低脂肪半流食、少渣半流食等。

7. 糖尿病套餐统计表　8：30统计本科室需要份数。

8. 订餐日汇总统计表　9：30统计（用于当日的分餐）。

9. 订餐月汇总统计表　每月28日17：00统计，用于成本核算。

10. 退餐日汇总统计表　17：00汇总统计（统计前一日退餐）。

11. 退餐月汇总统计表　每月29日17：00汇总统计，数据用于指导备菜增减情况。

12. 膳食分类日统计表　17：00统计，为第二日备膳准备。

13. 膳食分类月统计表　每月28日17：00统计，用于成本核算，数据用于指导备菜。

14. 备菜种类日统计表　17：00统计，为第二日备膳准备。

15. 备菜种类月统计表　每月28日17：00统计，用于成本核算。

16. 各科室膳食分类日统计表　17：00统计，为第二天备膳准备及科研数据。

17. 各科室膳食分类月统计表　每月28日17：00统计，用于成本核算及科研数据。

18. 各科室特殊膳食日统计表　9：30统计（用于当日的分餐）。

19. 各科室特殊膳食月统计表　每月28日17：00统计，用于成本核算及科研数据。

20. 特殊营养膳食（零号饭）统计表　17：00收集（用于次日的分餐）。

（三）分发单（一级分发单）

1. 科室主食分发单　每日6：30、10：30、16：30，用于三餐的主食分发。

2. 科室菜品分发单　每日6：30、10：30、16：30，用于三餐的菜品分发。

3. 各科室普食套餐分发单　每日6：30、10：30、16：30，用于三餐的普食套餐各科室的分发。

4. 各科室半流食、流食、清流食分发单　每日6：30、10：30、16：30，用于三餐的半流食、流食、清流食各科室的分发。

5. 各科室汤类分发单　每日6：30、10：30、16：30、19：30，用于四餐的汤类各科室的分发。

6. 各科室治疗膳食分发单　每日6：30、10：30、16：30、19：30，用于四餐的治疗膳食各科室的分发。

7. 各科室治疗膳食套餐分发单　每日6：30、10：30、16：30，用于三餐的治疗膳食套餐各科室的分发。

8. 各科室回民膳食分发单　每日6：30、10：30、16：30，用于三餐的回民膳食各科室的分发。

9. 各科室牛奶、鸡蛋分发单　每日6：30用于各科室早餐发放。

严格按照时间发放，避免由于时间不准确而引起普通膳食患者的就食量不平稳，治疗膳食患者影响治疗效果。

（四）记录本

1. 交接班登记本　内容包括本病区患者总数，特殊患者膳食的交接班（包括床号、姓名及膳食医嘱），特殊人群（享受国家特殊待遇）的膳食，个别患者膳食习惯（回民）及其他的记录。交接班便于连续掌握患者的信息进行合理的配膳。交接班记录时间是18：00。

2. 餐具回收登记本　开餐完毕后，由营养配膳员回收餐盘，清点数量并交洗碗间清洗、消毒、备用，记录时间是18：00。对于破损的餐具记录好，每月统计，根据破损的多少及时补充，同样记录好。

三、登记表、统计表和分发单及记录本的表单

（一）登记表

（1）普通膳食（普食、半流食、流食、清流食）登记表（表4-1）。

表4-1　普通膳食（普食、半流食、流食、清流食）登记表

科室_____　　日期_____　　登记人_____

患者姓名（床号）	普食	半流食	流食	清流食	备注
合计					

（2）特殊治疗（糊类）膳食（高脂肪匀浆膳食、蛋黄米糊、蔬菜米糊、无色素膳食等）登记表（表4-2）。

表 4-2　特殊治疗（糊类）膳食登记表

科室_____　　日期_____　　登记人_____

患者姓名（床号）	高脂肪匀浆	蛋黄米糊	蔬菜米糊	无色素	备注
合计					

（3）特殊治疗（半流食）膳食套餐（软饭、纯素半流食、低脂肪半流食、少渣半流食）登记表（表4-3）。

表 4-3　特殊治疗（半流食）膳食登记表

科室_____　　日期_____　　登记人_____

患者姓名（床号）	低脂肪半流食	纯素半流食	少渣半流食	软食	备注
合计					

（4）特殊病种（糖尿病、高血压、肾病、食管静脉曲张等）治疗膳食套餐登记表（表4-4）。

表 4-4　特殊治疗（病种）膳食登记表

科室_____　　日期_____　　登记人_____

患者姓名（床号）	糖尿病	高血压	食管静脉曲张	肾病	备注
合计					

（5）标准餐登记表（表4-5）。

（6）普通膳食挑选单（订餐单）（表4-6）。

（7）特殊营养膳食（复合膳食医嘱）挑选单：营养科下达食谱给营养室（表4-7，表4-8）。

表 4-5　标准餐登记表

科室_____　　日期_____　　登记人_____

患者姓名（床号）	份数	备注
合计		

表 4-6　普通膳食订餐单

科室：　　床号：　　患者姓名：　　选餐日期：　　配膳员姓名：

套餐	A 套餐—50 元【　】		B 套餐—65 元【　】			C 套餐—80 元【　】		
餐次	早	中	晚	早	中	晚	早	中	晚
精品系列									
菜品名称	单位			单价（元）				数量	
主食									
什锦炒饭	份			12						
西红柿鸡蛋打卤面	份			15						
茄丁肉丁打卤面	份			15						
手工水饺	3 两（15 个）			22						
炝锅面	份			15						
鸡蛋龙须面	份			12						
煲汤									
冬瓜排骨汤	例			58						
玉米煲猪手	例			58						
核桃仁煲乳鸽	例			58						
花旗参煲土鸡	例			45						
煲粥									
小米辽参粥	份			88						

（8）另备餐挑选单（零号饭），根据每日发放的食谱单，可以任选主、副食，还可以申请食谱单上没有的菜品。

（9）退餐记录单（表 4-9）。

表 4-7　特殊营养膳食（复合膳食医嘱）申请单

科室_____　　日期_____　　登记人_____

床号	患者姓名	疾病诊断	特殊营养饮食原因	膳食医嘱	营养医师意见

表 4-8　特殊营养膳食（复合膳食医嘱）记录单

科室_____　　日期_____　　登记人_____

床号	患者姓名	疾病诊断	复合膳食医嘱	食谱（营养科下达）	备注

表 4-9　配膳员退餐记录单

日期：_____　　科室：_____

患者姓名	床号	退餐菜品	退餐原因	退餐金额	退餐人签字	配膳员签字	厨师签字

统计员签字：　　　　　　班长签字：　　　　　　科室领导签字：

（二）统计表

（1）新入院患者人数与订餐人数日/月统计表（表 4-10）。

（2）住院患者人数与就餐人数日/月统计表（表 4-11）。

（3）普通膳食（普食、半流食、流食、清流食）统计表（表 4-12）。

（4）特殊治疗膳食（高脂肪匀浆膳食、蛋黄米糊、蔬菜米糊、无色素膳食等）统计表（表 4-13）。

表 4-10　新入院患者人数与订餐人数日/月统计表

科室_____　　日期 x月x日～x月x日　　登记人_____

日期	新入院患者人数	订餐人数	订餐率	备注
合计				

71

表 4-11　住院患者人数与订餐人数日／月统计表

科室_____　　日期 ×月×日～×月×日　　登记人_____

日期	住院患者人数	订餐人数	订餐率	备注
合计				

表 4-12　普通膳食（普食、半流食、流食、清流食）统计表

科室_____　　日期_____　　登记人_____

患者姓名	床号	膳食医嘱	普食	半流食	流食	清流食	备注
合计							

表 4-13　特殊治疗膳食（高脂肪匀浆膳食、蛋黄米糊、蔬菜米糊、无色素膳食等）统计表

科室_____　　日期_____　　登记人_____

患者姓名	床号	膳食医嘱	高脂肪匀浆膳食	蛋黄米糊	蔬菜米糊	无色素膳食	备注
合计							

（5）治疗套餐（软食、纯素半流食、低脂肪半流食、少渣半流食）统计表（表4-14）。

（6）糖尿病套餐统计表（表4-15）。

（7）订餐汇总日／月统计表（表4-16，表4-17）。

（8）退餐汇总日／月统计表（表4-18）。

（9）膳食分类日／月统计表（表4-19）。

（10）备菜种类日／月统计表（表4-20）。

（11）各科室膳食分类日／月统计表（表4-21）。

表 4-14　治疗套餐统计表
（纯素半流食、低脂肪半流食、少渣半流食、软食）

科室＿＿＿＿＿＿　　日期＿＿＿＿＿＿　　登记人＿＿＿＿＿＿

患者姓名	床号	膳食医嘱	纯素半流食	低脂肪半流食	少渣半流食	软食	备注
合计							

表 4-15　糖尿病套餐统计表

科室＿＿＿＿＿＿　　日期＿＿＿＿＿＿　　登记人＿＿＿＿＿＿

患者姓名	床号	膳食医嘱	糖尿病套餐 1	糖尿病套餐 2	糖尿病套餐 3	糖尿病套餐 4	备注
合计							

表 4-16　订餐汇总（人数）日/月统计表

科室＿＿＿＿＿＿　　日期 ×月×日～×月×日　　登记人＿＿＿＿＿＿

日期	住院患者人数	订餐人数	订餐率	备注
合计				

表 4-17　订餐汇总（主食、菜品）日/月统计表

科室＿＿＿＿＿＿　　日期 ×月×日～×月×日　　登记人＿＿＿＿＿＿

患者姓名	床号	膳食医嘱	主食	副食	辅食	备注
合计						

表 4-18　退餐汇总日 / 月统计表

科室 _____　　日期 x 月 x 日～ x 月 x 日　　登记人 _____

患者姓名	床号	膳食医嘱	退餐菜品	退餐原因	退费	备注
合计						

表 4-19　膳食分类日 / 月统计表
（谷类、禽兽类肉蛋奶、蔬菜水果类）

科室 _____　　日期 x 月 x 日～ x 月 x 日　　登记人 _____

患者姓名	床号	膳食医嘱	谷薯类	畜禽肉蛋奶	蔬菜水果类	备注
合计						

表 4-20　备菜种类日 / 月统计表
（谷类、禽兽类肉蛋奶、蔬菜水果类）

科室（片区）_____　　日期 x 月 x 日～ x 月 x 日　　登记人 _____

科室	人数	膳食医嘱种类	谷薯类	畜禽肉蛋奶	蔬菜水果类	备注
合计						

表 4-21　各科室膳食分类日 / 月统计表
（谷类、禽兽类肉蛋奶、蔬菜水果类）

科室（片区）_____　　日期 x 月 x 日～ x 月 x 日　　登记人 _____

科室	人数	膳食医嘱种类	谷薯类	畜禽肉蛋奶	蔬菜水果类	备注
合计						

（12）特殊膳食（各科室）日 / 月统计表（表 4-22）。

表 4-22　特殊膳食（各科室）日/月统计表

科室（片区）_____　　　日期 ×月×日~×月×日　　　登记人_____

科室	人数	膳食医嘱种数	特殊膳食种数	占比率
合计				

（13）特殊营养膳食（零号饭）统计表（表4-23）。

表 4-23　特殊营养膳食（零号饭）统计表

科室（片区）_____　　　日期 ×月×日~×月×日　　　登记人_____

科室	人数	膳食医嘱种数	零号饭种数	占比率
合计				

（三）分发单（一级分发单）

（1）科室主食分发单（表4-24）。

表 4-24　科室主食分发单

科室_____　　　日期_____　　　登记人_____

餐次	食品名称	合计	餐厅班组	备注
早餐	麦仁粥	32	主食组	
早餐	小米粥	30	主食组	
中餐	米饭A	32	主食组	
中餐	米饭B	30	主食组	
晚餐	馒头A	32	主食组	
晚餐	馒头B	30	主食组	

（2）科室菜品分发单（表4-25）。

（3）各科室普食套餐分发单（表4-26）。

表4-25 科室菜品分发单

科室_____ 日期_____ 登记人_____

餐次	食品名称	合计	餐厅班组	备注
早餐	鸡蛋	32	副食组	
早餐	凉菜	30	副食组	
中餐	荤菜	32	副食组	
中餐	素菜	30	副食组	
晚餐	干炸	32	副食组	
晚餐	煲汤	10	副食组	

注：实际食品名称根据本单位食谱

表4-26 各科室普食套餐分发单

日期_____ 时间（早）（中）（晚） 登记人_____

食品名称	骨科1	泌尿1	胸外1	心外1	普外1	合计
套餐A	12					
套餐B	6					
套餐C	8					
套餐D	6					

（4）各科室半流食、流食、清流食分发单（表4-27）。

表4-27 各科室半流食、流食、清流食分发单

日期_____ 时间（早）（中）（晚） 登记人_____

食品名称	骨科1	泌尿1	胸外1	心外1	普外1	合计
半流食	12					
流食	8					
清流食	6					

（5）各科室汤类分发单（表4-28）。

（6）各科室治疗膳食分发单、治疗膳食套餐分发单（表4-29）。

（7）各科室回民膳食分发单（表4-30）。

（8）各科室牛奶、鸡蛋分发单（表4-31）。

表4-28 各科室汤类分发单

日期_____ 时间（早）（中）（晚） 登记人_____

食品名称	骨科1	泌尿1	胸外1	心外1	普外1	合计
党参乌鸡汤	12					
西洋参鸽子汤	6					
玉米排骨汤	8					

表4-29 各科室治疗膳食、治疗膳食套餐分发单

日期_____ 时间（早）（中）（晚） 登记人_____

食品名称	内分泌	心内	肾科	血液科	消化科	合计
糖尿病普食	12	3				
糖尿病套餐1	16	7				
糖尿病套餐2	4	2				

表4-30 各科室回民膳食分发单

日期_____ 时间（早）（中）（晚） 登记人_____

食品名称	肿瘤1	肿瘤2	神经内科	风湿科	儿内	合计
回民普食	2					
回民套餐		1				
回民纯素			2			

表4-31 各科室牛奶、鸡蛋分发单

食品名称	肿瘤1	肿瘤2	神经内科	风湿科	儿内	合计
普食套餐		9				
回民套餐		1				
糖尿病套餐B	17	2	5			
牛奶			10			
鸡蛋			20			

（四）记录本

1. **交接班登记本** 根据交接记录的内容在记录本内可以设计表进行记录，也可以按每天详细记录。

2. 餐具回收登记本　根据餐具回收记录的内容在记录本内可以设计表进行记录，也可以按每天详细记录，有破损的餐具单独记录。

四、创建特殊营养餐配膳信息统计表

（一）创建信息统计表的意义

在特殊营养餐配膳过程中，进行信息统计可以确保营养配膳的个性化、精准化和有效性。通过收集患者的性别、年龄、身高、体重、疾病状况、过敏史、膳食习惯等详细信息，营养配膳员能够全面了解患者的营养需求和健康状况，从而制订出符合患者个性化需求的营养配膳方案。这不仅可以满足患者的营养需求，促进疾病康复，还可以避免食物过敏等不良反应的发生，提高患者的生活质量和治疗效果。

（二）创建信息统计表的要素

1. 信息统计要素

（1）基本信息：包括餐食的日期、时间、餐次（早餐、午餐、晚餐）等。

（2）患者信息：包括姓名、性别、年龄、身高、体重、过敏史、膳食医嘱等。

（3）膳食习惯：患者可能有特殊的膳食要求，如面食、素食、清真等。

（4）膳食需求：根据患者的健康状况和营养需求，可能需要特别标注的营养类型，如低盐、低糖、高蛋白等。

（5）食材列表：列出每餐所使用的主要食材。

（6）营养成分：每餐的热量、蛋白质、脂肪、碳水化合物、纤维等含量。

（7）烹饪方法：描述食物的烹饪方式，如蒸、煮、烤等。

2. 信息统计表

（1）患者信息表（表4-32）。

表4-32　特殊营养餐配膳信息统计表——患者信息表

序号	住院号	患者姓名	性别	年龄（岁）	身高（cm）	体重（kg）	诊断	过敏信息	膳食医嘱	膳食习惯	膳食偏好	备注
1	123456	张三	男	45	171	70	高血压	无	低盐膳食	无	素食	无
2	123457	李四	女	35	163	49	糖尿病	花生	糖尿病膳食	清真	无	无
…												

（2）营养餐配膳表（表4-33）。

表4-33 特殊营养餐配膳信息统计表——营养餐配膳表

序号	住院号	患者姓名	配膳日期	配膳时间	餐次	主要食材	营养成分	烹饪方法	备注
1	123456	张三	2024-08-08	07：00	早餐	燕麦、牛奶、香蕉	500cal	煮	无
2	123457	李四	2024-08-08	12：00	午餐	鸡胸肉、糙米、绿叶蔬菜	400cal	焖	无
...									

3. 配膳效果评估

（1）患者对特殊营养餐的接受程度：□高　□中　□低　□无法评估
（2）患者营养状况改善情况：□显著改善　□有所改善　□无改善　□加重
（3）患者存在问题及改进：□显著改善　□有所改善　□无改善　□加重

第二节　普通患者配膳操作规程

医院膳食是为住院患者制订符合患者基本营养需要和各种疾病治疗需要的膳食，包括常规膳食和治疗膳食。常规膳食是医院一切膳食的基本形式，将各类食物通过改变食物质地或改变烹调方法配制而成的膳食。其按质地分为4种形式：普通膳食、软食、半流质膳食和流质膳食。它适合普通患者膳食需求。

一、普通患者基本膳食

（一）普通膳食

普通膳食简称普食，与健康人群饮食基本相同，是医院膳食中所占比例最高的一种膳食。

1. 适用范围　普食适用于体温正常或接近正常、无咀嚼功能障碍、消化吸收功能正常、无特殊饮食要求、不需要限制任何营养素的住院患者或疾病恢复期的患者。普通膳食的各种营养素充分均衡地供给，达到平衡膳食的要求，不能使患者住院期间因膳食配制不当而导致营养缺乏。

2. 配膳原则及内容

（1）膳食结构：要求供给种类齐全、数量充足、比例恰当的营养素。住院患者活动较少，热量制订应根据个体差异（如年龄、身高等）适当调整。碳水化合物供给量应占总热量的55%～65%。脂肪供给量占总热量的20%～30%，不宜超过30%。蛋白质供给量占总热量的10%～15%，每日供给量为70～90g，其中优质蛋白质占蛋白质总量的1/3以上。维生素供给量应参考DRIs供给充足。无机盐供给量应参考DRIs供给充足。其中注意全日膳食中钙的摄入量为800mg，磷为钙的1.0～4.5倍。如无消化系统疾病，膳食纤维供给量可同健康人。

（2）膳食要求：体积适当，以满足患者的饱腹感。同时注意食物种类应多样化，做到色、香、味、形俱全，增进食欲。同时要注意食物种类多样化，选择合理的烹调方式，做到可口、口感好以增进食欲。

（3）餐次安排：按热量分配，早中晚三餐的比例为3：4：3或2：4：4。

（4）食物选择

1）宜用食物：各种食物均可食用，与正常人饮食基本相同。

2）忌（少）用食物：辛辣刺激性食物及调味品，如辣椒、大蒜、芥末、胡椒、咖喱等。不易消化、过于坚硬、易产气的食物，如油炸食物、动物油脂、干豆类等。

（二）软食

软食是介于普通膳食和半流质膳食之间过渡的一种膳食，特点是质地软、易咀嚼，与普食相比更容易消化。

1. 适用范围　软食适用于轻度发热、消化道有疾病、消化不良或吸收功能差、牙齿咀嚼不便而不能进食大块食物的患者，以及老年人和幼儿；也可用于肛门、结肠、直肠术后患者，以及痢疾、急性肠炎等恢复期患者。软食的特点是质地软、易咀嚼、少渣。

2. 配膳原则及内容

（1）膳食结构：软食也是一种平衡膳食，各类营养素应该满足患者的需求。通常软食每日提供的总热量为1800～2200kcal，蛋白质为70～80g，主食不限量。其他营养素按正常需要量供给。

（2）膳食要求：软食的烹调加工应保证食物细、软、烂，易咀嚼、易消化，限制含膳食纤维和动物肌纤维多的食物，如果选用要切碎、煮烂后食用。蔬菜及肉类均需切碎、煮烂，因此易导致维生素和无机盐丧失，应多补充菜汁、果汁等，以补充维生素和无机盐不足。

（3）餐次安排：每日3～5餐，三餐正餐外，可在两餐之间或晚上增加1～2次辅餐。

（4）食物选择

1）宜用食物

谷薯类：软米饭、馒头、粥、包子、饺子、馄饨、面条、粉皮、粉丝、土豆。

肉蛋类：细嫩的畜肉、禽肉、鱼肉、虾。

豆奶类：豆腐、豆浆、豆腐乳、牛奶。

蔬果类：南瓜、冬瓜、菜花、胡萝卜、嫩叶菜；香蕉、橘子、西瓜、桃等。

油脂类：各种烹调油、花生酱、杏仁酪、核桃酪。

调味品：无刺激性的调味品。

2）忌（少）用食物

谷薯类：硬米饭、糙米等粗粮、煎炸的主食。

肉蛋类：煎蛋，整块、刺多的鱼。

豆奶类：整粒的豆类。

蔬果类：芹菜、韭菜、竹笋、榨菜、生萝卜、洋葱；菠萝等。

油脂类：整粒的花生仁、核桃、杏仁、榛子等。

调味品：辣椒粉、芥末、胡椒粉、咖喱。

（三）半流质膳食

半流质膳食简称半流食，是一种比较细软、外观呈半流体状态的饮食，易于咀嚼和消化，是介于软食与流质膳食之间的过渡膳食。

1. 适用范围　半流质膳食适用于发热、胃肠消化道疾病、身体比较衰弱、缺乏食欲、咀嚼吞咽困难、口腔疾病患者，刚分娩的产妇，某些外科手术后可暂作为过渡的膳食。半流食的特点是稀软、外观呈半流体状态，少渣易于咀嚼和消化。

2. 配膳原则及内容

（1）膳食结构：术后早期或虚弱、高热的患者给予过高的热量不易接受，全日供给的总热量一般为 1500～1800kcal。蛋白质应按正常量供给；主食定量，一般全日不超过 300g；注意补充足量的维生素和无机盐。尽量保持营养充足平衡合理。

（2）膳食要求：食物细软呈半流体状态，易咀嚼吞咽和消化吸收，含膳食纤维少，无刺激性的半固体，避免摄入辛辣、油腻、坚硬食物，并注意食物品种的多样化，烹调方法要合理，做到色、香、味俱全，以增进食欲。

（3）餐次安排：半流质膳食含水量大，热量密度低，需少食多餐，以保证在减轻消化道负担的同时，满足患者热量及营养素的需求。通常每隔 2～3 小时一餐，全日 5～6 餐。

（4）食物选择

1）宜用食物

谷薯类：粥、软面条、软面片、馄饨、小笼包、小花卷、藕粉。

肉蛋类：蒸蛋羹、蛋花汤、炒鸡蛋等，瘦嫩的畜肉、禽肉或鱼虾，制成肉泥、肉丸或肉馅。

豆奶类：牛奶、奶酪等，豆浆、豆腐脑、豆腐。

蔬果类：果冻、果汁、菜汁、菜泥等。

其他：无刺激性调味品。

2）忌（少）用食物

谷薯类：粗粮、蒸米饭、蒸饺、煎饼。

肉蛋类：煎蛋、大块肉类、熏鱼、炸丸子等。

豆奶类：干豆类。

蔬果类：大块蔬菜。

其他：浓烈、有刺激性调味品。

（四）流质膳食

流质膳食简称流食，是极易消化、含渣很少、呈流体状态或在口腔内能融化为液体的膳食。医院常用流质膳食一般分5种形式，除普通流质膳食外，还包括浓流质、清流质、冷流质和不胀气流质（忌甜流质）膳食。

1. 适用范围　流质膳食多适用于高热、急性重症、极度衰弱、无力咀嚼者，消化道急性炎症、急性传染病患者，肠道手术术前准备及术后患者等。清流食和不胀气流食可用于由肠外营养向全流食或半流食的过渡。清流食用于急性腹泻和严重衰弱患者的初步口服食物。浓流食适用于口腔、面部、颈部术后。冷流食可用于喉咽部术后的最初1～2天。流质膳食的特点是极易消化、含渣很少，呈流体状态或在口腔内能溶化为液体，是一种不平衡膳食，只能短期使用。

2. 配膳原则及内容

（1）膳食结构：与其他几类膳食不同，流质膳食是一种不平衡膳食，所含营养素不均衡，只能短期使用，长期使用会导致营养不良。流质膳食热量供给不足，平均每日仅800kcal，最多能达到1600kcal。其中浓流食热量最高，清流热最低，常作为过渡期膳食短期应用。有时为了增加膳食中的热量，在病情允许的情况下，可给予少量芝麻油、奶油、黄油和花生油等易消化的脂肪。

（2）膳食要求：流质膳食所选用的食物均为流体状态，或进入口腔后即融化成液体，易吞咽，易消化，咸、甜适宜，以增进食欲。

（3）餐次安排：每餐液体量200～250ml，少食多餐，全日6～7次。

（4）食物选择

1）宜用食物

①普通流食：呈流体状态或在口腔内能融化为液体的食物，如各种肉汤、蛋花汤、蒸蛋羹、牛乳、牛乳冲鸡蛋、麦乳精、米汤、奶酪、杏仁露、豆腐、酸奶、

藕粉、蔬菜汁、水果汁、豆浆、豆腐脑、绿豆汤等。

②清流食：不含产气食物、残渣最少，较普通流食更加清淡的食物，如过罗米汤、稀藕粉、过滤猪肉汤、过滤牛肉汤、过滤排骨汤、过滤蔬菜汤，过滤果汁、果汁胶冻、淡茶等。

③浓流食：无渣较浓稠食物，如较稠的藕粉、鸡蛋薄面糊、牛乳冲麦乳精、牛乳、可可乳等。

④冷流食：凉性、无刺激性流质食物，如冷牛乳、冷米汤、冷豆浆、冷蛋羹、冷藕粉、冰激凌、冰砖、冰棍、冷甜果汁、冷的果汁胶冻等。

⑤不胀气流食：除产气食物以外的其他流食，如忌蔗糖、牛乳、豆浆等产气食物。

2）忌（少）用食物：一切非流食的固体食物、含膳食纤维多的食物及过于油腻、厚味、刺激性的食物均不宜选用。

二、普通患者配膳操作规程

1. **评估患者需求** 营养配膳员了解患者的健康状况、营养需求、膳食偏好和限制。考虑患者的宗教信仰、文化背景和个人口味，告知医师和营养师。

2. **医师或营养师确定膳食医嘱** 根据患者的健康状况，医师或营养师会制订个性化的膳食计划即膳食医嘱。

3. **制订配膳计划** 营养配膳员根据患者的膳食医嘱和患者的基本情况，确定每日所需的膳食能量、食物种类和数量。

4. **选择食材** 营养配膳员与厨师共同选择新鲜、卫生、符合营养标准的食材。

5. **食物准备** 厨师清洗食材，确保食物安全；按照食谱或营养师的指导进行烹饪。

6. **食物分装** 营养配膳员将食物分装到适当的容器中，确保食物的新鲜和卫生。

7. **食物配送** 营养配膳员在适当的时间内将食物送达患者床旁，避免食物过冷或过热。

8. **患者膳食指导** 营养配膳员向患者解释食物的营养价值和食用方法。鼓励患者根据自己的需求和偏好进行适量膳食。

9. **监测和调整** 营养配膳员定期监测患者的饮食反应和营养状况。根据患者的反馈和健康状况调整膳食计划。

10. **记录和报告** 营养配膳员记录患者的膳食情况和任何不良反应，向医师或营养师报告患者的膳食情况，以便进一步指导。

11. **食品安全和卫生全程监管** 严格遵守食品安全和卫生标准，包括食物的储存、处理和烹饪。

12. *患者教育*　营养配膳员教育患者关于健康膳食的重要性和如何选择合适的食物。

13. *持续改进*　根据患者的反馈和最新的营养研究，不断改进配膳服务的质量。

三、普通患者配膳操作流程图（图4-1）

营养配膳标准流程是根据患者的膳食医嘱、营养评价结果及身体各项指标等内容，制订出的营养膳食食谱，经临床医师、护士、营养医师、营养餐制备厨师和患者本人等多方达成共识，由营养室精心制作完成，最终配送给患者的全部过程。营养配膳员参与全过程。

```
评估患者需求
    ↓
医师或营养师确定膳食医嘱
    ↓
制订配膳计划
    ↓
选择食材
    ↓
食物准备
    ↓
食物分装
    ↓
食物配送
    ↓
患者膳食指导
    ↓
监测和调整
    ↓
记录和报告
    ↓
食品安全和卫生全程监管
    ↓
患者教育
    ↓
持续改进
```

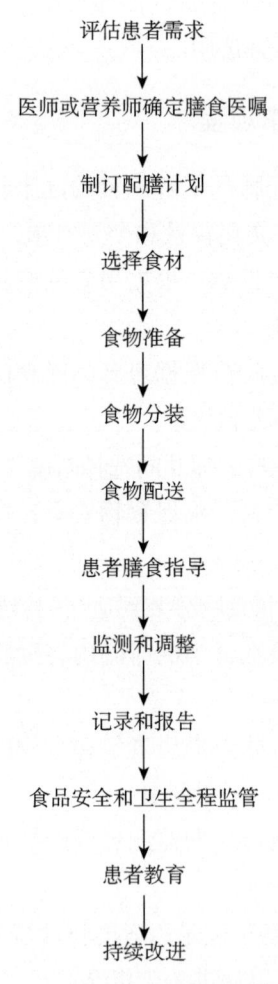

图4-1　普通患者基本膳食配膳操作流程

四、住院患者配膳操作流程（图 4-2）

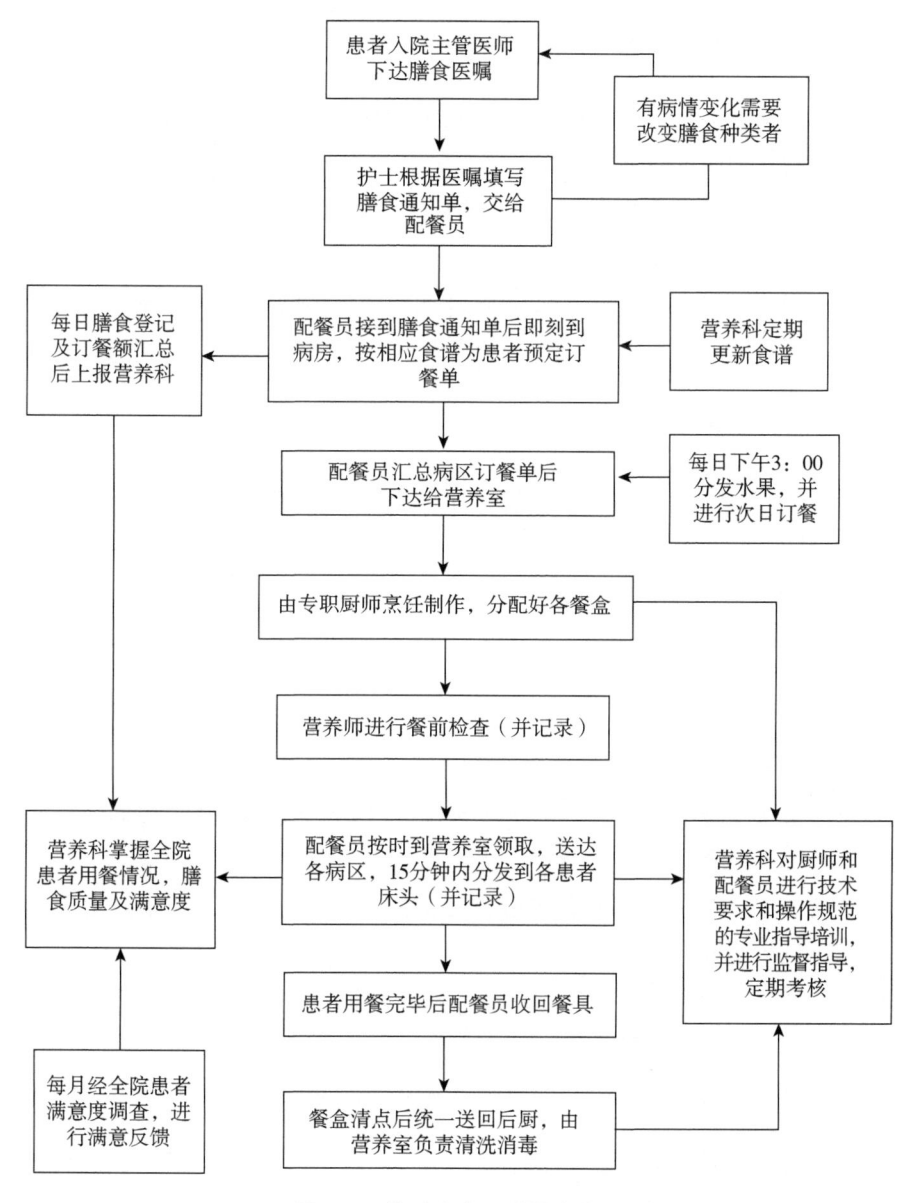

```
患者入院主管医师下达膳食医嘱 ← 有病情变化需要改变膳食种类者
            ↓
护士根据医嘱填写膳食通知单，交给配餐员
            ↓
每日膳食登记及订餐额汇总后上报营养科 ← 配餐员接到膳食通知单后即刻到病房，按相应食谱为患者预定订餐单 ← 营养科定期更新食谱
            ↓
配餐员汇总病区订餐单后下达给营养室 ← 每日下午3:00分发水果，并进行次日订餐
            ↓
由专职厨师烹饪制作，分配好各餐盒
            ↓
营养师进行餐前检查（并记录）
            ↓
营养科掌握全院患者用餐情况，膳食质量及满意度 ← 配餐员按时到营养室领取，送达各病区，15分钟内分发到各患者床头（并记录） → 营养科对厨师和配餐员进行技术要求和操作规范的专业指导培训，并进行监督指导，定期考核
            ↓
            患者用餐完毕后配餐员收回餐具
            ↓
每月经全院患者满意度调查，进行满意反馈 ← 餐盒清点后统一送回后厨，由营养室负责清洗消毒
```

图 4-2　住院患者配膳操作流程

第三节 传染病患者配膳操作规程

一、配膳人员健康管理

1. 健康检查 所有营养配膳员必须持有有效的健康证,并定期进行健康检查,确保无传染病及其他可能影响食品安全的疾病。

2. 日常监测 营养配膳员每日上岗前进行体温检测,如有发热、咳嗽、腹泻等症状,应立即停止工作并就医。

3. 个人防护 营养配膳员工作期间必须穿戴整洁的工作服、口罩、手套等防护用品,保持良好的个人卫生习惯,如勤洗手、避免用手触摸眼口鼻等。

二、食材采购与储存

1. 正规渠道采购 选择正规渠道采购食材,确保食材新鲜、合格,并查验相关检验检疫证明。

2. 分类储存 食材应按照种类、储存条件进行分类储存,冷藏、冷冻食品应分别存放,避免交叉污染。

3. 定期检查 定期检查食材的新鲜度和保质期,及时处理过期或变质食材。

三、加工制作

1. 清洁消毒 加工制作前,应对操作场所、设备、工具等进行全面清洁消毒,确保加工环境卫生安全。

2. 避免交叉污染 加工过程中应避免生熟食品混放或交叉污染,使用不同的工具和容器处理不同类型的食材。

3. 合理烹饪 根据传染病患者的营养需求和疾病特点,制订合理的烹饪方案,确保食品熟透且营养损失最小化。

4. 食品留样 每餐次的每种食品成品应留样,并妥善保存以备检验检测。

四、个性化配膳方案

1. 营养评估 根据传染病患者的具体病情、年龄、性别、体重等因素,进行个性化的营养评估,制订适合患者的配膳方案。

2. 清淡饮食 传染病患者往往伴随有发热、食欲减退等症状,因此配膳应以清淡、易消化为主,避免油腻、辛辣等刺激性食物。

3. 高蛋白饮食 对于消耗性疾病患者,如结核病、艾滋病等,应适当增加优质蛋白质的摄入，如瘦肉、鱼类、豆制品等，以促进机体恢复。

4. 水分补充　传染病患者常伴有发热、出汗等症状，需及时补充水分和电解质，可适量增加汤类、果汁等饮品。

5. 特殊需求　对于有特殊饮食需求的患者，如传染病伴糖尿病患者需控制糖分摄入，伴有肾病患者需限制蛋白质摄入等，应制订相应的配膳方案。

五、餐饮具的消毒和卫生要求

1. 餐饮具选择　应选用易于清洁、消毒，且对人体无害的材料制成的餐饮具，如不锈钢、陶瓷或食品级塑料等，有条件的尽量选用一次性餐具。

2. 餐具清洗要求　使用后的餐饮具应立即进行先消毒灭菌，再清洗，去除食物残渣和油污。清洗时应使用流动水，配合适当的洗涤剂，确保表面干净无污渍。

3. 消毒处理

（1）首选物理消毒方法，煮沸消毒、蒸汽灭菌。煮沸消毒和蒸汽消毒灭菌时，应按照设备说明进行操作，确保达到要求的温度和压力。

（2）若使用化学消毒剂，需确保消毒剂浓度准确，并按照说明进行浸泡、冲洗等操作。浸泡时间应按标准，以确保消毒剂能够充分接触并杀灭细菌。

（3）一类、二类传染病患者使用的餐具需要焚烧处理。

4. 干燥存放

（1）消毒后的餐饮具应自然干燥或用洁净的布擦干，避免使用不洁的毛巾或纸巾。

（2）存放时应放在干燥、通风、清洁的专用橱柜内，避免与其他物品混放，以防止交叉污染。

5. 定期更换与检查

（1）对已损坏或变形的餐饮具应及时更换，以免影响消毒效果，确保使用时的完整性和安全性。

（2）定期对餐饮具进行卫生检查，确保无污渍、无异味、无破损。对于发现的问题餐饮具，应立即进行更换或处理。

6. 卫生管理　对于传染病患者的餐饮具，应单独进行清洗、消毒和存放，以防止病毒或细菌的传播。

六、配餐与配送

1. 个性化配餐　根据每位传染病患者的营养需求和病情，制订个性化配餐方案，确保患者获得充足的营养支持，配餐准确不能浪费。

2. 食品保温　营养配膳员配送过程中应注意食品的保温和保鲜，确保传染病患者获得温度适宜的食物，避免发放冷餐食。

3. 专用容器　使用专用的密闭容器和车辆配送餐食，容器应便于清洁消毒。一次性回收餐具也应使用专用密闭的医用垃圾袋收纳，送医疗垃圾回收站。

七、废弃物处理

1. 分类放置　传染病患者的餐厨废弃物应属于医疗废物垃圾分类放置，及时清理，不得溢出存放容器。

2. 消毒处理　普通传染病患者餐食废弃物存放容器定期消毒，必要时可使用消毒剂进行处理。一类、二类传染病患者的餐食废弃物存放容器一并焚烧。

八、培训与监督

1. 定期培训　定期组织营养配膳员进行传染病防控知识、食品安全操作规范等业务培训，提高专业素质和服务水平。特别是要加强传染病防控意识的培养，确保配膳过程中严格遵守相关规程，特别是在回收环节时管理要求培训到位。

2. 监督检查　建立监督检查机制，定期对营养配膳操作过程进行检查评估，确保各项操作规程得到有效执行。对于发现的问题要及时整改并追究责任，注重环节管理。

九、特殊情况处理

1. 疫情应对　一旦发现传染病病例或疑似病例，应立即启动应急预案，按照相关程序进行报告和处理。同时加强配膳区域的消毒和通风工作，减少病毒或细菌的传播风险。

2. 隔离措施　对确诊或疑似传染病患者应采取必要的隔离措施，包括单独配餐、单独居住等。同时加强对患者的生活照顾和心理疏导工作，确保患者得到及时有效的膳食治疗和关怀。

通过以上操作规程的实施，可以确保传染病患者获得安全、营养充足的膳食支持，同时减少疾病传播风险，增强治疗效果和关怀。患者配膳操作规范流程见图 4-3。

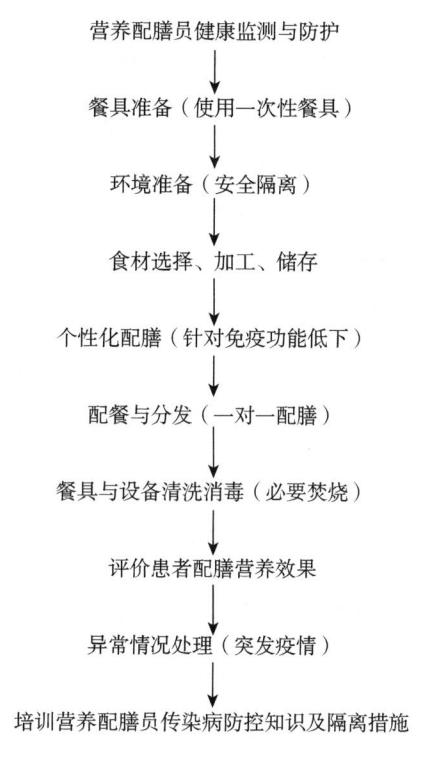

```
营养配膳员健康监测与防护
        ↓
餐具准备（使用一次性餐具）
        ↓
环境准备（安全隔离）
        ↓
食材选择、加工、储存
        ↓
个性化配膳（针对免疫功能低下）
        ↓
配餐与分发（一对一配膳）
        ↓
餐具与设备清洗消毒（必要焚烧）
        ↓
评价患者配膳营养效果
        ↓
异常情况处理（突发疫情）
        ↓
培训营养配膳员传染病防控知识及隔离措施
```

图 4-3　传染病患者配膳操作规程

第四节　高龄老年患者营养配膳操作规范

随着社会老龄化的发展，80岁及以上的高龄老年群体在健康方面面临的挑战愈发严峻。营养是维持他们健康的核心要素，它在保持生理功能、预防慢性病及提升日常生活质量方面扮演着不可或缺的角色。在医院根据老年患者的生理特点、健康状况和营养需求，专门设计了膳食计划和营养指导，其核心是确保老年人在维持健康、预防和治疗疾病的同时，能够享受美味可口的膳食，从而提高他们的住院生活满意度。

一、高龄老年患者的生理和营养需求

随着年龄增长，老年人的生理功能逐渐出现衰退，这一现象体现在多个方面。
（1）消化系统的效率降低，导致食物的吸收能力减弱。
（2）新陈代谢的速度放缓，使得体内热量转换过程变得缓慢。
（3）肌肉组织逐渐流失，肌肉力量和耐力下降。
（4）对于蛋白质的需求呈现出上升趋势，这是因为蛋白质对于维持肌肉量和功能、免疫系统的健康及组织的修复至关重要。

（5）老年人对维生素和矿物质的需求也有所增加，这些营养素对于维持骨骼健康、预防感染、促进伤口愈合及保持正常的生理功能发挥着关键作用。

（6）老年人常见的慢性病，如心血管疾病、糖尿病、骨质疏松症等，不仅影响了他们的生活质量，也对营养摄入提出了更为复杂的要求。例如，心血管疾病患者可能需要限制饱和脂肪和胆固醇的摄入，而糖尿病患者则需要关注碳水化合物的种类和摄入量，以维持血糖水平的稳定。骨质疏松症患者则需要充足的钙和维生素 D 来维持骨骼密度。

这些生理变化深刻地影响了老年群体的营养需求结构，具体来说，年龄每增长一岁，老年人体内的热量需求有所减少，这是因为他们的活动量通常比年轻时减少，且基础代谢率下降。因此，针对老年人在医院里的营养配膳必须考虑到这些特殊健康状况，以确保膳食既能满足他们的营养需求，又能辅助疾病的管理和治疗。

二、高龄老年患者个性化营养评估

为了确保营养配膳的针对性和有效性，首先需要进行个性化的营养评估。这包括使用专业的营养筛查工具，如 MNA，以及详细记录老年人的健康状况、饮食习惯和生活方式，通过这些信息，可以初步判断老年人是否存在营养不足或过剩的风险。针对老年人的营养评估是一个综合性的过程，旨在准确识别他们的营养状况和需求。以下是营养评估的具体步骤和方法。

（一）营养评估的具体步骤和方法

1. 健康史和生活方式的采集

（1）个人和家族病史：了解老年人是否有慢性病、消化系统疾病、营养不良史等，了解此次住院的疾病状况。

（2）饮食习惯：记录日常饮食的种类、数量、频率及食物偏好。此次住院饮食习惯有没有影响。

（3）生活方式：评估活动水平、居住环境、社会经济状况等。此次住院受到的影响。

2. 体格检查

（1）体重和身高：计算 BMI，评估体重是否适宜。

（2）肌肉和脂肪比例：使用皮褶厚度或生物电阻抗分析等方法评估。

（3）口腔健康：检查牙齿状况，因为牙齿问题会影响食物的选择和咀嚼。

3. 营养摄入评估

（1）食物频率问卷（food frequency questionnaire，FFQ）：了解过去一段时

间内的饮食习惯。

（2）24小时膳食回顾：详细记录一天内的所有食物和饮料摄入。

4. 营养状况实验室检测

（1）血液检查：包括血红蛋白、血清白蛋白、维生素 D 水平等。

（2）尿液检查：检测尿液中营养素水平，如尿钙。

5. 人体测量

（1）上臂围：评估肌肉量和营养状况。

（2）小腿围：用于评估肌肉量和蛋白质营养状况。

（二）膳食营养计划

1. 住院老年患者具体营养情况调查需求

（1）健康状况：患有特定疾病（如糖尿病、心脏病）的老年人可能需要特殊的营养素比例。例如，糖尿病患者可能需要更精确地控制碳水化合物的摄入量。

（2）消化能力：消化吸收能力减弱的老年人可能需要增加某些营养素的摄入量，如维生素 B_{12}、钙和维生素 D。

（3）体重变化：体重过轻或过重的老年人可能需要调整热量摄入以达到适宜体重。

（4）药物反应：某些药物可能影响营养素的吸收和代谢，需要相应调整营养摄入。

通过以上步骤，可以为住院老年人制订一个个性化营养计划，确保他们的营养需求得到满足，同时也有助于管理慢性病，提高生活质量。

2. 确定热量和营养素需求　　根据老年人的年龄、性别、体重、身高和活动水平，计算每日所需的能热和营养素。

3. 设计个性化的膳食计划　　普通患者的营养素选择如下。

（1）蛋白质：确保每餐都有优质蛋白质来源，如瘦肉、鱼类、蛋类、奶制品和大豆制品。

（2）碳水化合物：选择全谷物、蔬菜和水果，避免过多精制糖。

（3）脂肪：限制饱和脂肪和反式脂肪的摄入，增加不饱和脂肪的比例。

（4）维生素和矿物质：确保膳食中包含丰富的蔬菜、水果和坚果，必要时补充维生素和矿物质。

4. 考虑特殊疾病状况　　根据评估结果制订初步的营养计划，再根据膳食医嘱确定食谱。

（1）心血管疾病：减少饱和脂肪和胆固醇的摄入，增加富含 Omega-3 脂肪酸的食物。

（2）糖尿病：平衡碳水化合物的种类和摄入量，优先选择低血糖指数的食物。

（3）骨质疏松症：保证充足的钙和维生素D摄入，通过食物或补充剂。

5. 监测和调整　定期监测体重、营养状况和健康状况，根据反馈调整营养计划。

通过上述步骤，可以为老年人制订一个科学、合理且个性化的营养膳食计划，帮助他们维持良好的健康状态，提高住院治疗效果。

三、精确营养需求计算

根据个性化营养评估的结果，接下来是计算老年患者的精确营养需求。这包括每日所需的总热量，以及蛋白质、脂肪、碳水化合物等营养素的摄入比例。对于高龄老年患者，蛋白质的摄入尤为重要，因为它们有助于预防肌肉萎缩和维持身体功能。精确营养需求计算是确保老年患者获得适当营养支持的关键步骤。以下是如何计算老年人的热量和营养需求，以及如何根据个体情况调整这些需求的详细介绍。

（一）计算每日热量需求

1. 基础代谢率（basal metabolic rate，BMR）　首先计算基础代谢率，是指在安静状态下（通常是清晨、温暖、放松的环境中），人体为了维持基本生命活动（如呼吸、心跳、体温调节等）所需的最低热量消耗。BMR的计算公式因性别和年龄而异，以下是两种常用的BMR计算公式（哈里斯-本尼迪克特方程和米夫林-圣卓尔方程）。

（1）哈里斯-本尼迪克特方程（适用男性）

BMR=88.362+［13.397×体重（kg）］+［4.799×身高（cm）］-［5.677×年龄（岁）］

（2）米夫林-圣卓尔方程（适用男性）

BMR=10×体重（kg）+6.25×身高（cm）-5×年龄（岁）+5BMR=10×体重（kg）+6.25×身高（cm）-5×年龄（岁）+5

（3）哈里斯-本尼迪克特方程（适用女性）

BMR=447.593+［9.247×体重（kg）］+［3.098×身高（cm）］-［4.330×年龄（岁）］

（4）米夫林-圣卓尔方程（适用女性）

BMR=10×体重（kg）+6.25×身高（cm）-5×年龄（岁）-161

2. 活动水平系数　将BMR乘以活动水平系数，以估算总日热量消耗（total daily energy expenditure，TDEE）。

（1）轻度活动（久坐工作，少量日常活动）：1.2～1.3。

（2）中度活动（中度活跃的工作或日常活动）：1.5～1.7。

（3）重度活动（重体力劳动或非常活跃的生活方式）：1.9～2.2。

TDEE=BMR×活动水平系数

（二）计算营养素需求

1. 蛋白质　一般建议老年人每千克体重摄入1.0～1.2g蛋白质。对于进行抗阻训练的老年人，可增加到每千克体重1.2～1.5g。

蛋白质需求＝体重（kg）×蛋白质摄入量（g/kg）

2. 脂肪　脂肪提供的热量占总热量的比例通常建议在20%～35%。每克脂肪提供约9kcal热量。

脂肪需求（g）=TDEE×脂肪热量占比/9

3. 碳水化合物　剩余的热量需求由碳水化合物提供。每克碳水化合物提供约4kcal热量。

碳水化合物需求（g）=TDEE×碳水化合物热量占比/4

四、膳食计划优化

基于营养需求计算，设计具体的膳食计划。食谱需多样化，既能满足营养需求，又能适应老年患者的口味和咀嚼能力。例如，可以选择炖煮的肉类、蒸煮的蔬菜和易于咀嚼的水果，以确保食物的质地适合住院老年患者。

五、监测和调整

定期监测老年人的体重、营养状况和健康状况，根据反馈调整营养计划，确保营养支持的持续性和有效性。

六、MAN营养评估量表（表4-34）

表4-34　MAN营养评估量表

问题/部分	评分标准
人类学测量（BMI）	正常（21～23）：0分，过轻（＜21）或过重（＞23）：根据程度1～3分
食欲减退	无：0分，轻微：1分，中度：2分，严重：3分
3个月体重变化	无：0分，1～3kg：1分，3～5kg：2分，＞5kg：3分
活动能力	独立：0分，需要帮助：2分，卧床：3分
既往病史	无：0分，有：3分

续表

问题/部分	评分标准
用药种类	0～3种：0分，4～5种：1分，>6种：2分
膳食问题	每项问题根据回答不同，1～2分
心理状况	正常：0分，轻微改变：1分，中度改变：2分，严重改变：3分
自我感觉健康状况	非常好/好：0分，一般：1分，差/非常差：2分
生活方式	独立：0分，与他人生活：1分，需要帮助：2分，住院：3分
营养筛查历史（压力性溃疡、BMI、体重下降）	无：0分，有：3分

七、高龄老年患者营养配膳操作流程（图4-4）

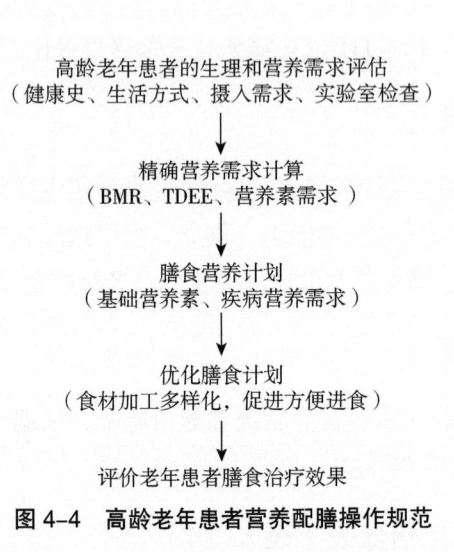

高龄老年患者的生理和营养需求评估
（健康史、生活方式、摄入需求、实验室检查）
↓
精确营养需求计算
（BMR、TDEE、营养素需求）
↓
膳食营养计划
（基础营养素、疾病营养需求）
↓
优化膳食计划
（食材加工多样化，促进方便进食）
↓
评价老年患者膳食治疗效果

图4-4 高龄老年患者营养配膳操作规范

第五节 无菌室患者配膳操作规程

无菌室患者配膳是指为处于无菌环境中的患者提供符合无菌操作规范的膳食服务。这一概念的核心在于确保患者食用的食物在制备、运输和分发过程中不受微生物污染，从而降低患者感染的风险。

一、前期准备

（一）核对膳食种类与人数

1. 精确核对　营养配膳员利用电子病历系统或纸质膳食医嘱单，与营养科紧密合作，精确核对每位患者的膳食种类、特殊要求及实际人数。确保每位患者的膳食需求得到精准满足。

2. 动态调整　每日根据患者病情变化、膳食医嘱更新及新入院、出院情况，营养配膳员及时调整配膳计划，确保信息的时效性和准确性。

（二）环境与设备检查

1. 环境标准　确保无菌室达到医疗级洁净标准，定期进行空气检测，维持适宜的温湿度，减少微生物滋生。确保膳食不被不合格环境污染，营养配膳员要了解环境是否达标。

2. 设备维护　对冷藏设备、保鲜柜、微波炉等关键设备进行定期维护和校准，确保其处于最佳工作状态，在为患者供餐使用时不被污染。

（三）个人卫生与餐具清洁

1. 个人防护　营养配膳员进入无菌室需穿戴符合标准的防护服、帽子、口罩和手套、鞋套，定期进行手部消毒，减少交叉感染风险。

2. 餐具消毒　餐具清洗消毒流程需严格遵守国家卫生标准，采用物理或化学方法彻底杀灭餐具表面的微生物。消毒后的餐具应干燥保存，避免二次污染；有条件的使用一次性餐具。

二、配膳操作

（一）食材采购与储存

1. 源头控制　选择具有合格资质的食材供应商，定期审核其资质和产品质量，确保食材来源安全可靠。多选择新鲜且有利于消化吸收的食材。

2. 分类储存　根据食材的特性和储存要求进行分类储存，确保食材的新鲜度和营养价值。同时，做好食材的入库、出库和库存管理工作，避免食材过期或浪费。有需要选用保鲜储存的食材，尽快用完。无菌室的患者餐食最好用新鲜食材。

（二）食材加工与配餐制作

1. 加工规范　制订详细的食材加工操作规程，明确加工步骤、工具使用和卫生要求。加工过程中需保持操作台面的清洁和干燥，避免交叉污染。在加工食材时缩短加工时间，保持营养成分。

2. 营养搭配　根据无菌室患者的营养需求和饮食计划，根据膳食医嘱，营养师合理搭配食材，无菌室的患者选择高白蛋白软食，确保餐食的营养均衡和口感适宜。同时，关注患者的特殊膳食要求，如低盐、低脂肪、糖尿病膳食等，确保膳食符合患者的个性化需求。

3. 烹饪控制　烹饪过程中需要控制火候和时间，对新鲜食材注意保存营养素，同时，注意食材的色泽和口感变化，确保膳食的美观和品质。无菌室患者在无菌间里易烦躁无趣，餐食在色彩、形状、花样上多变化，以促进食欲。

（三）配膳分发与记录

1. 配膳分发　根据患者的床号、姓名和膳食计划，将膳食精准分发至患者手中。烹饪完成后应快速到病房进行分发，避免膳食凉后再加热破坏营养素。分发有窗口递进，护士要对餐盒再进行表面消毒，分发过程中需保持膳食的温度和湿度适宜，确保患者能够吃到热饭热菜。

2. 详细记录　建立完善的配膳记录制度，详细记录患者的膳食信息、配膳情况、分发时间等关键信息。同时，与医护人员进行沟通交流，了解患者的膳食反馈和需求变化，及时调整配膳计划。保证膳食对无菌室里的患者在治疗期间的营养支持。

三、后期处理

（一）餐具回收与清洗消毒

1. 及时回收　患者用餐完毕后，需及时回收餐具并进行初步处理（如去除食物残渣）。回收过程中需保持餐具的整洁和干燥，避免污染其他物品。无菌室的患者使用餐具为专用餐具，如有条件使用一次性餐具。

2. 规范清洗　餐具清洗消毒须遵循国家卫生标准，采用物理方法彻底去除餐具表面的污渍和微生物，确保餐具的清洁度和卫生安全。无菌室内患者每次使用后的餐具都要经过消毒灭菌处理后再用。

（二）环境清洁与消毒

1. 全面清洁　每次配餐结束后，需对环境进行全面清洁和消毒，包括操作区、用具、盛具、水池、地面、墙面等区域的清洁和消毒工作。清洁过程中需使用合适的清洁剂和消毒剂，确保环境的卫生安全。

2. 定期检测　定期对配膳环境进行微生物检测和空气质量检测，确保配膳室洁净度和空气质量符合国家标准。避免发生交叉感染。

（三）食品留样与记录

1. 严格留样　每餐次菜品、主食等均须按照规定进行留样。留样样品需标明留样日期、时间、品种等信息，并妥善保存在专用留样冰箱中。留样时间需满足国家相关要求（如48小时），以便在必要时进行追溯和检测。

2. 详细记录　建立完善的食品留样记录制度，详细记录留样样品的品种、数量、留样时间、检测结果等关键信息。同时，与营养科和感控科等相关部门保持密切沟通协作，确保食品留样工作的顺利进行和结果的准确性。无菌室的患者餐食留样很重要，无菌室患者出现感染可以根据留样排除食源性感染。

四、无菌室患者配膳规范流程（图4-5）

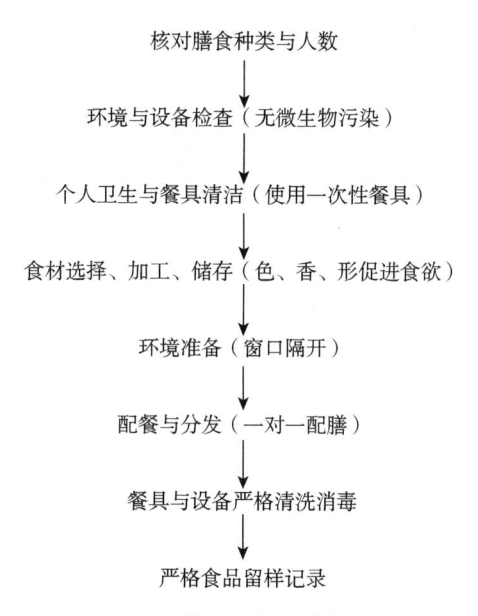

核对膳食种类与人数
↓
环境与设备检查（无微生物污染）
↓
个人卫生与餐具清洁（使用一次性餐具）
↓
食材选择、加工、储存（色、香、形促进食欲）
↓
环境准备（窗口隔开）
↓
配餐与分发（一对一配膳）
↓
餐具与设备严格清洗消毒
↓
严格食品留样记录

图4-5 无菌室患者配膳操作规程

第六节 ICU患者配膳操作规程

在重症监护室（ICU）中，配膳操作的规范性对于患者的营养摄取和健康恢复至关重要。为了确保患者能够接受到科学、安全的营养补给，我们特制订并持续优化着一套详尽的配膳操作规程。以下将详细介绍这套规程的重点内容和实践方法。

一、配膳前准备

（一）组建专业团队

成员应包括营养师、重症医学科医师、护士、营养配膳员及行政管理人员等。明确各成员的职责和任务，确保团队协作顺畅，以便为患者提供全方位的营养支持和服务。

（二）收集患者信息

1. 查阅病历　详细记录患者的疾病诊断、治疗方案、过敏史、饮食偏好及特殊需求等，以便制订个性化的配膳方案。

2. 使用专业的营养评估工具　如体重指数（BMI）计算、血清白蛋白水平检测等，全面评估患者的营养状况，为后续的配膳提供科学依据。

3. 评估患者的状况　对营养状况、吞咽功能、咀嚼能力、消化道功能等进行全面评估，以确定合适的饮食类型和进食方式，将有助于确保患者能够安全、有效地摄取所需营养。

4. 评估患者的文化信仰　宗教信仰、文化背景、饮食习惯及特殊饮食需求，如素食、无麸质等，以确保配膳能够满足患者的个性化需求，并尊重其文化和信仰。

（三）有效沟通

1. 与患者或家属保持密切沟通　了解其对食物的偏好、禁忌及任何特殊的饮食限制，这将有助于在配膳过程中进行调整，以满足患者的口味和需求，同时确保其营养摄入的均衡和全面。

2. 通过沟通建立信任和理解　让患者和其家属感受到配膳服务团队的关心和专业性，从而提高患者的满意度和配合度。

（四）食材与餐具准备

根据前期收集的患者信息和营养方案，提前准备好所需食材，确保食材新鲜、卫生且符合患者的膳食要求。选用易于清洗和消毒的餐具，确保餐具处于无菌状态，以减少感染风险。有条件的使用一次性餐具。

（五）环境准备

配膳区域必须保持清洁、整洁，并定期进行消毒处理，以提供一个安全、卫生的配膳环境。操作人员需穿戴整洁的工作服，佩戴口罩和手套，以确保配膳过程中的卫生安全。

二、患者进食辅助与进食途径选择

在选择患者的进食途径时，需要根据医嘱或综合考虑患者的具体身体状况和需求，以确保营养补给的安全和有效性。以下是3种主要的进食途径及其操作要点。

（一）经口进食

1. 适用范围　适用于精神状态良好、吞咽功能正常的患者。

2. 食物选择　应选择易于吞咽和消化的软食或半流质食物，如粥水、肉粥、面条等。喂食时要小口慢喂，并密切观察患者的反应，以防窒息或呛咳。餐后需及时清洁患者口腔，以保持口腔卫生。

（二）胃管/鼻肠管进食

1. 适用范围　针对昏迷、吞咽困难或身体极度虚弱等无法经口进食的患者。

2. 鼻饲方法　在通过鼻腔将营养管放置在胃里或肠道中之前，需确保管道的位置正确并固定稳妥。注入食物或营养液前,务必回抽胃液以确认管道确实在胃内。缓慢注入食物或营养液,避免注入过快引起患者不适。

3. 鼻饲管维护　定期冲洗管道,以防止堵塞。

（三）静脉营养

1. 适用范围　适用于消化道出血、刚做完胃肠手术等无法进食的患者。

2. 静脉输液　根据医嘱配制合适的营养液,并通过输液的方式直接输入到患者的血液中。在执行静脉营养时,必须严格执行无菌操作,以防止感染。

3. 输液管路维护　定期检查输液管路,确保其通畅无渗漏。密切监测患者的生命体征和生化指标,以便及时调整营养液的配方。

三、ICU患者配膳操作规程

ICU患者配膳特殊,膳食的品种多,膳食的标准严,膳食内容的形式多（流食、匀浆膳等）,营养成分要求严格。因此在食材的选择,烹饪、膳食的温度和进食方式都要严格管理。

（一）食材采购与验收

（1）制订食材采购清单,明确食材的种类、数量和质量要求。

（2）选择具有合法资质的供应商,确保食材新鲜、优质、无污染。

（3）对采购的食材进行严格的验收,检查其保质期、外观、气味等是否符合要求。

（二）食材储存与保管

（1）对不同种类的食材进行分类储存,遵循冷藏、冷冻、干燥等储存要求。

（2）定期检查食材的保质期和储存条件,及时处理过期或变质的食材。

（3）确保储存环境的卫生和安全,防止食材交叉污染。明确规定食材的先入先出原则,防止食材过期。

（三）食材加工与烹饪

（1）制订食材加工和烹饪的标准操作流程（SOP）,确保操作规范。

（2）使用专业的厨房设备和工具进行食材加工和烹饪。加工过程中注意控制火候和时间,确保食物熟透且营养不流失。根据ICU患者膳食要求多样,确保膳食标准与质量。

（3）严格遵守食品安全卫生操作规程,防止生熟食品交叉污染。

（四）配餐与分发

（1）根据患者的膳食计划进行配膳制作,确保食物的温度、口感和形状符合患者需求,准备易消化无胀气的食材。

（2）使用专门的配餐车或容器将食物送至ICU病房，并与医护人员做好交接工作。分发食物时注意观察患者的进食情况，及时调整膳食计划以满足患者的需求。

（3）对于ICU昏迷的患者，在选择鼻饲膳食时，配膳员备膳严格把关，分餐时严格按照医嘱定量。

四、配膳后的清洁与消毒

（一）配膳区域消毒

配膳结束后，需对配膳区域进行全面消毒处理，确保下次配膳前区域处于无菌状态。

（二）餐具与设备清洁

（1）使用后的餐具必须立即进行清洗和消毒。

（2）配膳设备需定期维护和保养，确保下次使用时处于良好状态。

（3）对于有感染的餐具应先消毒再清洗。

（4）对于鼻饲方法进食的患者使用的餐具在每顿喂餐后及时清洗和消毒。

五、后期监测与记录

（一）详细记录

每次喂食或静脉营养后，详细记录时间、量、患者的反应等信息。这些记录对于评估营养支持的效果和调整方案至关重要。

（二）定期监测

定期监测ICU患者的体重、生化指标（如血糖、电解质等），以评估患者的营养状况和恢复进度。根据监测结果及时调整营养方案，确保满足患者的治疗营养需求。

六、注意事项

（一）卫生安全

严格遵守医疗机构的消毒和隔离规定，确保所有配膳操作的卫生安全。定期对配膳用具和设备进行消毒和检查。

（二）心理关怀

ICU患者往往面临较大的心理压力，因此在配膳过程中应给予他们充分的关怀和支持。了解患者的需求和感受，提供必要的进食的心理疏导。

（三）异常情况处理

如遇患者不适或出现异常情况（如恶心、呕吐、腹泻等），应立即停止配膳操作，并及时通知医护人员进行处理。对于可能出现的食物过敏或不耐受情况，应提前做好准备并制订相应的应急预案。

通过以上详细规定和操作流程，我们能够更加精准地为ICU患者提供个性化的营养支持，从而有助于患者的康复和治疗。持续关注患者的需求和反馈，不断完善和优化配膳操作规程，以确保每位患者都能得到最适合自己的营养补给方式（图4-6）。

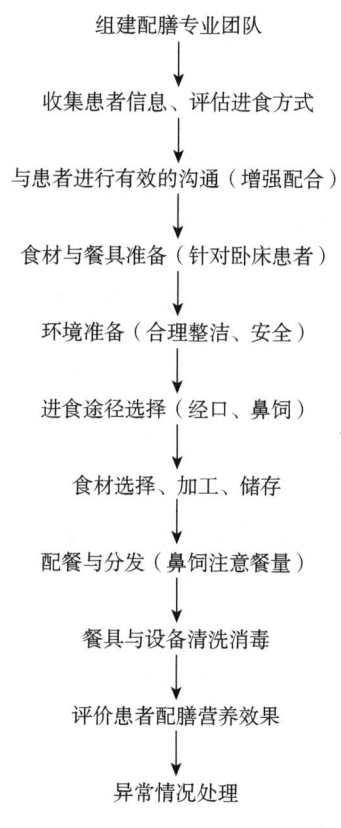

```
组建配膳专业团队
        ↓
收集患者信息、评估进食方式
        ↓
与患者进行有效的沟通（增强配合）
        ↓
食材与餐具准备（针对卧床患者）
        ↓
环境准备（合理整洁、安全）
        ↓
进食途径选择（经口、鼻饲）
        ↓
食材选择、加工、储存
        ↓
配餐与分发（鼻饲注意餐量）
        ↓
餐具与设备清洗消毒
        ↓
评价患者配膳营养效果
        ↓
异常情况处理
```

图4-6 ICU患者配膳操作规程

第七节 治疗膳食配膳操作规程

治疗膳食也称为调整成分膳食，是根据患者不同的病情，调整营养素，以满足不同疾病治疗对营养素的需要，是治疗疾病和促进健康的膳食。

一、治疗膳食

（一）高热量膳食

1. 适用范围　高热量膳食适用于消瘦或体重不足者、营养不良者、甲状腺功能亢进者、体力消耗增加者、癌症、严重烧伤和创伤、高热、肿瘤患者。此类膳食所含的热量高于正常人普通膳食标准。

2. 配膳原则及内容

（1）膳食结构

1）增加总热量：为避免造成胃肠功能紊乱，增加热量摄入量时应循序渐进，少食多餐，每日热量供给量以增加 300kcal 为宜。

2）增加主食量：高热量膳食主要通过增加主食量、调整膳食内容来增加热量供给，应最大可能地增加主食量，适当增加辅食量。

3）平衡膳食：为保证热量充足，膳食应有足量的碳水化合物、蛋白质，适量的脂肪；同时也需要相应增加无机盐和维生素的供给，尤其是提高与热量代谢密切相关的 B 族维生素的供给量；由于膳食中蛋白质的供给量增加，导致维生素 A 与钙需要量增加，注意及时补充；为防止血脂升高，应调整脂肪酸比例，尽量降低胆固醇和精制糖的摄入量。

（2）食物选择

1）宜用食物：各类食物均可食用，加餐以面包、馒头、蛋糕、牛奶、藕粉、马蹄粉等含热量高的碳水化合物类食物为佳。

2）忌（少）用食物：无特殊禁忌，只需注意选择高热量食物代替部分低热量食物。

（二）低热量膳食

1. 适用范围　低热量膳食适用于需减重的患者，如单纯性肥胖；需减少机体代谢负担而控制病情的患者，如糖尿病、高血压、高脂血症、冠心病等。此类膳食所含的热量低于正常人普通膳食的标准。

2. 配膳原则及内容

（1）膳食结构

1）限制总热量：成年患者每日热量摄入量比平日减少 500～1000kcal，减少量需根据患者具体情况而定，但每日总热量摄入量不应低于 1000kcal，以防体脂动员过快，引起酮症酸中毒。

2）平衡膳食：由于限制总热量，蛋白质在膳食中的供能比相应提高，占总热量的 15%～20%，且优质蛋白质应占 50% 以上；碳水化合物的供能比占 50% 左右，应尽量减少精制糖的供给；膳食脂肪的供能比一般应占 20% 左右，胆固醇的摄入量应控制在 300mg/d 以下。

3）充足的无机盐、维生素和膳食纤维：由于进食量减少，易出现无机盐和维生素供给的不足，如铁、钙、维生素 B_1，必要时可使用制剂进行补充；膳食可多食用富含膳食纤维的蔬菜和低糖的水果，必要时可选用琼脂类食品，以增加患者的饱腹感。

4）适当减少食盐：患者体重减轻后可能会出现水钠潴留，所以应适当减少食盐的摄入量，一般不超过 5g/d。

5）增加运动：采用低热量膳食的患者，活动量不宜减少，否则难以达到预期效果。并注意饮食与心理平衡，防止出现神经性厌食症。

（2）食物选择

1）宜用食物：包括谷类、乳类、蔬菜、水果和低脂肪富含蛋白质的食物，如瘦肉、禽类、蛋、脱脂乳、豆类及豆制品等，但应限量选用。宜用蒸、煮、拌、炖等烹调方法。

2）忌（少）用食物：少食肥腻的食物和甜食，包括肥肉及动物油脂，如猪油、牛油、奶油等，以及花生、糖果、奶油蛋糕、冰激凌、白糖、红糖、蜂蜜等；忌用油煎、油炸等烹调方法。

（三）高蛋白质膳食

1. 适用范围　高蛋白质膳食适用于明显消瘦、营养不良、创伤、烧伤、手术前后、低蛋白血症、慢性消耗性疾病患者，如结核病、恶性肿瘤、贫血、溃疡性结肠炎等患者，其他消化系统炎症的恢复期患者，以及孕妇、乳母和生长发育期儿童。此类膳食所含的蛋白质高于正常人普通膳食的标准。目的是使蛋白质更好地被机体利用，同时需要适当增加热量的摄入量，以防止蛋白质分解供能。

2. 配膳原则及内容

（1）膳食结构：高蛋白质膳食一般不需要单独制作，可在原来膳食的基础上添加富含蛋白质的食物，如在午餐和晚餐中增加一个全荤菜（如炒猪肝、炒牛肉）。

1）足够的热量：根据患者不同情况适当增加热量摄入量，以 25～30kcal/（kg·d）为宜。

2）平衡膳食：每日蛋白质供给量可达 1.5～2.0g/kg，成人每日摄入量宜 100～200g；碳水化合物宜适当增加，以保证蛋白质的充分利用，以每日 400～500g 为宜；脂肪适量，以防血脂升高，每日 60～80g。

3）充足的无机盐和维生素：高蛋白质膳食会增加尿钙排出，长期摄入，易出现负钙平衡，故膳食中应增加钙的供给量，如选用富含钙的乳类和豆类食品。长期的高蛋白质膳食，维生素 A 的需要量也随之增多，且营养不良者一般肝中维生素 A 储存量也下降，故应及时补充。与能量代谢关系密切的 B 族维生素供给量应充足。贫血患者还应注意补充富含维生素 C、维生素 K、维生素 B_{12}、叶酸、铁、铜等的食物。

4）逐渐加量：注意循序渐进，视病情需要及时调整。推荐的膳食中的热氮比为（100～200）kcal：1g，有利于减少蛋白质分解。

（2）食物选择：可多选用含蛋白质高的食物，如瘦肉、鱼类、蛋类、乳类、豆类，以及富含碳水化合物的食物，如谷薯类、山药、藕等，并选择新鲜蔬菜和水果。

（四）低蛋白膳食

1. 适用范围　低蛋白膳食适用于急、慢性肾炎，急、慢性肾功能不全，肝性脑病或肝性脑病前期患者。此类膳食中蛋白质含量较普通膳食低，目的是减少体内氮代谢产物，减轻肝、肾负担，以较低水平蛋白质摄入量维持机体接近正常生理功能的运行。

2. 配膳原则及内容

（1）膳食结构

1）充足的热量：热量供给量需根据具体病情而定，充足的热量供给节省蛋白质的消耗，减少机体组织的分解。可采用含蛋白质较低的食物，如麦淀粉、马铃薯、甜薯、芋头等代替部分主食，以减少植物蛋白的来源。

2）蛋白质种类合适：蛋白质需要量根据肝、肾功能而定，一般每日摄入量不超过 40g。肝衰竭患者应选择含高支链氨基酸、低芳香族氨基酸的豆类食品，避免动物类食物。肾衰竭患者应尽量选择含必需氨基酸丰富的食物，如蛋、乳、瘦肉类等。限制蛋白质供给量，应根据病情随时调整，病情好转后需逐渐增加摄入量，否则不利于疾病康复，这对生长发育期的患儿尤为重要。

3）充足的无机盐和维生素：供给充足的蔬菜和水果，以满足机体对无机盐和维生素的需要。无机盐的供给还应根据病种和病情进行调整，有水肿的患者，需限制钠的供给。

4）合适的烹调方法：使用低蛋白质膳食的患者食欲普遍较差，故应注意烹调的色、香、味、形和食物的多样化，以促进食欲。

（2）食物选择

1）宜用食物：包括蔬菜类、水果类、食糖、植物油，以及麦淀粉、藕粉、马铃薯、芋头等低蛋白质的淀粉类食物。谷类食物含蛋白质 6%～11%，且为非优质蛋白质，根据蛋白质的摄入量标准应适当限量使用。

2）忌（少）用食物：少食含蛋白质丰富的食物，如豆类、干果类、蛋类、乳类、肉类等。但为了适当供给优质蛋白质，可在蛋白质限量的范围内，肾脏疾病适当选用蛋、乳、肉类等；肝病选用豆类及其制品。

（五）低脂肪膳食

1. 适用范围　低脂肪膳食适用于急、慢性肝炎，急、慢性胰腺炎，胆囊炎，胆石症等；脂肪消化吸收不良患者，如肠黏膜疾病、胃切除和短肠综合征等所致的脂肪泻者；肥胖症、高血压、冠心病、血脂异常等患者。此类膳食中脂肪含量较低，目的是减少膳食中脂肪的摄入量，改善脂肪代谢紊乱和吸收不良而引起的各种疾病。

2. 配膳原则及内容

（1）膳食结构

1）减少脂肪摄入量：根据患者不同病情，限制脂肪供能比，必要时采用完全不含脂肪的纯碳水化合物膳食。临床上低脂肪膳食分3种。

①轻度限制脂肪膳食：膳食脂肪供能不超过总热量的25%，脂肪总量每日不超过50g。

②中度限制脂肪膳食：膳食中脂肪占总热量的20%以下，脂肪总量每日不超过40g。

③严格限制脂肪膳食：膳食脂肪供能占总热量的10%以下，脂肪总量每日不超过20g。

2）平衡膳食：由于限制脂肪易导致多种营养素的缺乏，包括必需脂肪酸、脂溶性维生素，以及易与脂肪酸共价结合随粪便排出的无机盐，如钙、铁、铜、锌、镁等，应注意在膳食中及时补充这些营养素。

3）选择合适的烹调方法：为了达到限制脂肪的膳食要求，除选择含脂肪少的食物外，还应选择蒸、煮、炖、煲、熬、烩、烘等烹调方式，减少烹调油用量，禁用油煎、油炸的烹调方式。

（2）食物选择

1）宜用食物：包括谷薯类、豆类，瘦肉类、禽类、鱼类，脱脂乳制品、蛋类，以及各种蔬菜和水果。

2）忌（少）用食物：包括含脂肪高的食物如肥肉、肥瘦肉、全脂乳及其制品、坚果、蛋黄，以及油酥点心和各种油煎炸的食品等。

（六）低饱和脂肪酸低胆固醇膳食

1. 适用范围　低饱和脂肪酸、低胆固醇膳食适用于高脂血症、高血压、动脉粥样硬化、冠心病、肥胖症、胆石症等。膳食中要控制总热量、限制饱和脂肪酸和胆固醇。

2. 配膳原则及内容

（1）膳食结构

1）控制总热量：膳食应控制总热量，使之达到或维持理想体重。但成年人每日能量供给量最低不应少于1000kcal，这是较长时间能坚持的最低水平，否则有害健康。碳水化合物占总热量的60%～70%，并以复合碳水化合物为主，如淀粉、非淀粉多糖、寡糖等。少用精制糖。

2）限制脂肪：脂肪供能应占总热量的20%～25%，一般不超过50g/d。调整膳食脂肪酸比例，减少饱和脂肪酸的摄入量，使其不超过膳食总热量的10%，必要时不超过总热量的7%；单不饱和脂肪酸降低总胆固醇及低密度脂蛋白，不饱和双键少，可提高供能比例至10%；多不饱和脂肪酸的不饱和双键易发生过氧化反应，不宜多用。

3）限制胆固醇：胆固醇摄入量控制在300mg/d以下，有高胆固醇血症者，胆固醇控制在200mg/d以下。在限制脂肪与胆固醇时应注意保证优质蛋白质的供给，可选择一些生物价值高的植物蛋白，如大豆及其制品，代替部分动物蛋白。

4）充足的维生素、无机盐和膳食纤维：膳食中提供充足的维生素、无机盐和膳食纤维，可多选用粗粮、杂粮、豆类及其制品、香菇、木耳及新鲜蔬菜和水果等。

（2）食物选择

1）宜用食物：包括谷薯类、豆类和各种蔬菜和水果，以及脱脂乳制品、鸡蛋白、瘦畜肉类、瘦禽肉类、植物油（在限量之内使用）、坚果（在限量之内使用）、鱼油。

2）忌（少）用食物

①脂肪含量高的食物：如肥肉、油脂类制作的主食、全脂乳及其制品、畜禽类的皮及其脂肪。

②含胆固醇高的食物：如蛋黄、蟹黄、鱼子、动物的内脏和脑组织、动物性油脂（海洋生物油脂除外）等。

（七）低盐（钠）膳食

1. 适用范围　低盐（钠）膳食适用于肝硬化腹水、心功能不全、肾病、高血压、水肿、先兆子痫、用肾上腺皮质激素治疗的患者等。膳食中限制钠含量，以减轻由于水、电解质代谢紊乱而出现的水钠潴留。临床上限钠膳食一般分为3种。

（1）低盐膳食：全日供钠 2000mg 左右。

（2）无盐膳食：全日供钠 1000mg 左右。

（3）低钠膳食：全日供钠不超过 500mg。

2. 配膳原则及内容

（1）膳食结构

1）根据病情及时调整：如肝硬化腹水患者，开始时可用无盐或低钠膳食，然后逐渐改为低盐膳食，待腹水消失后，可恢复正常饮食。有高血压或水肿的肾小球肾炎、肾病综合征、子痫患者，使用利尿药时用低盐膳食；不使用利尿药而水肿严重者，用无盐或低钠膳食。不伴高血压或水肿及排尿钠增多者不宜限制钠的摄入量。最好是根据 24 小时尿钠排出量、血钠和血压等指标确定是否需限钠及限钠程度。

2）改进烹调方法：食盐是最重要的调味剂，限钠（盐）膳食味道较乏味，应改进烹调方式以提高患者的食欲。采用番茄汁、芝麻酱、糖醋等调味，或者用原汁蒸、炖法以保持食物本身的鲜味。另外，一些含钠高的食物如芹菜、菜心、豆腐干等，可用水煮或浸泡去汤方法减少其含钠量，用酵母代替食碱或发酵粉制作馒头也可以减少其含钠量。烹调时还应注意色、香、味、形，尽量引起食欲。必要时可适当选用市售的低钠盐或无盐酱油，这类调味剂是以氯化钾代替氯化钠，故高血钾患者不宜使用。

3）慎重限钠：某些年龄大、储钠能力迟缓的患者，心肌梗死、回肠切除术后、重型甲状腺功能减退合并腹泻的患者，限钠应慎重，最好是根据血钠、血压和尿钠排出量等临床指标来确定是否限钠及限制程度。

（2）食物选择

1）宜用食物：谷薯类、畜禽肉类、鱼虾类、乳类、豆类及其制品，蔬菜水果类，烹饪时宜少许盐或酱油。

2）忌（少）用食物：包括各类腌制品，如咸鱼、咸肉、香肠、咸菜、腌萝卜、榨菜等；各类调味品，如盐、酱油、豆瓣酱、火锅调料等。

（八）高纤维膳食

1. 适用范围　高纤维膳食适用于慢性便秘、无并发症的憩室病等，高脂血症、冠心病、糖尿病、肥胖症等。高纤维膳食是一种增加膳食纤维数量的膳食，膳食纤维可增加肠道蠕动，促进粪便排出；产生挥发性脂肪酸，具有滑泄作用；吸收水分，使粪便软化利于排出；减轻结肠管腔内压力，改善憩室病症状；与胆汁酸结合，增加粪便中胆汁酸的排出，有利于降低血脂，减轻体重。

2. 配膳原则及内容

（1）膳食结构

1）在普通膳食的基础上，增加膳食纤维丰富的食物，如燕麦、苹果、西蓝花等。健康成人建议每日摄入 25～35g。

2）膳食中可添加有润肠通便作用的食物，如蜂蜜、香蕉等。适当增加植物油用量，也有利于排便。

3）长期过多食用膳食纤维可能产生腹泻，并增加胃肠胀气，还影响食物中如钙、镁、铁、锌及一些维生素的吸收利用，不宜长期过多食用。

（2）食物选择

1）宜用食物：含膳食纤维丰富的食物包括燕麦、玉米、小米、黑米、黑面、糙米等粗粮；韭菜、芹菜等蔬菜；蘑菇、海带等菌藻类；苹果、香蕉、火龙果等水果类；魔芋制品、琼脂及果胶等。

2）忌（少）用食物：少用精细食物，如精细谷类。忌用辛辣调味品。

（九）低纤维膳食

1. 适用范围　低纤维膳食适用于消化道狭窄并有梗阻危险的患者，如食管或肠管狭窄、食管静脉曲张、肠憩室病、各种肠炎、痢疾、伤寒、肠道肿瘤、肠道手术前后及痔疮患者等，可以是全流食至半流食或软食的过渡膳食。膳食中膳食纤维（植物性食物）和结缔组织（动物性食物）含量极少，易于消化。目的是尽量减少膳食纤维对消化道的刺激和梗阻，减少肠道蠕动，减少粪便量。

2. 配膳原则及内容

（1）膳食结构

1）限制膳食纤维：选用的食物应细软、渣少、便于咀嚼和吞咽，如肉类应选用嫩的瘦肉部分；蔬菜选用嫩叶、花果部分；瓜类应去皮，果类用果汁。尽量少用富含膳食纤维的食物，如粗粮、蔬菜、水果、整粒豆、坚果，以及含结缔组织多的动物肌腱、老的畜肉等。

2）控制膳食脂肪：腹泻患者对脂肪的消化吸收能力减弱，易致脂肪泻，故应控制膳食脂肪的量。

3）适宜的烹调方法：将食物切碎煮烂，做成泥状，忌用油炸、油煎的烹调方法。

4）充足的维生素和无机盐：由于食物的限制，特别是限制蔬菜和水果，易引起维生素 C 和部分无机盐的缺乏。必要时可补充维生素和无机盐制剂。

5）限制食用时间：长期缺乏膳食纤维，易导致便秘、痔、肠憩室及结肠肿瘤病等的发生，也易导致高脂血症、动脉粥样硬化和糖尿病等，故此低纤维膳食不宜长期使用，待病情好转应及时调整。

(2）食物选择

1）宜用食物：包括精细米面制作的粥、烂饭、软面条、面包、饺子、饼干；含结缔组织少的嫩肉、鸡、鱼等；豆浆、豆腐脑；乳类、蛋类；菜水、菜汁，去皮质软的瓜类、番茄、胡萝卜、马铃薯；果汁、去皮苹果等。

2）忌（少）用食物：包括各种粗粮、整粒豆类、坚果；富含膳食纤维的蔬菜、水果；油煎炸的油腻的食物；辣椒、胡椒、咖哩等浓烈刺激性调味品。

（十）低嘌呤膳食

1. 适用范围及特点　低嘌呤膳食适用于痛风、高尿酸血症。膳食中限制嘌呤含量，目的是减少外源性嘌呤的摄入，降低血尿酸水平，增加尿酸的排出量。

2. 配膳原则及内容

（1）膳食结构

1）限制嘌呤摄入量：选用嘌呤含量＜150mg/100g 的食物。

2）限制总热量：每日摄入总热量应较正常人减少 10%～20%，肥胖症患者应逐渐递减，以免出现酮血症，促进尿酸的生成，减少尿酸的排泄。

3）平衡膳食：每日蛋白质的摄入量为 50～70g，并以含嘌呤少的谷类、蔬菜类为主要来源，或者选用含核蛋白很少的乳类、干酪、鸡蛋、动物血、海参等动物蛋白。痛风患者多伴有高脂血症和肥胖症，且体内脂肪堆积可减少尿酸排泄，故应适量限制脂肪。脂肪应占总热量的 20%～25%。碳水化合物具有抗生酮作用，并可增加尿酸的排出量，每日摄入量可占总热量的 60%～65%。果糖可促进核酸的分解，增加尿酸生成，应减少摄入果糖类食物，如蜂蜜等。

4）增加蔬菜和水果：尿酸及尿酸盐在碱性环境中易被中和、溶解，因此应多食用蔬菜、水果等碱性食物。

5）多饮水：每日饮水总量达到 2000～3000ml，以增加尿量，促进尿酸的排出。应选白开水、茶水、矿泉水、果汁饮用，不选浓茶水、咖啡等。

（2）食物选择

1）宜用食物：患者应长期控制食物中嘌呤的含量，可以多选择低嘌呤食物，常见食物的嘌呤含量见表 4-35。

表 4-35　常见食物的嘌呤含量

嘌呤含量	常见食物
低嘌呤食物（＜50mg/100g）	主食类：精细米面及其制品；乳类及其制品、各种蛋类、动物血等；根茎类：马铃薯、芋头等；叶菜类：卷心菜、芹菜；茄果瓜菜：胡萝卜、黄瓜、茄子、西葫芦、萝卜；各种水果

续表

嘌呤含量	常见食物
中嘌呤食物 （50～150mg/100g）	菌菇类：蘑菇、香菇等；部分蔬菜：花菜、芦笋、菠菜；鲜豆类：毛豆、豌豆；粗粮：麦片、玉米等；禽畜类：鸡肉、鸭肉、猪肉等；鱼类：青鱼、鲫鱼、鲈鱼、带鱼等；大豆类：绿豆、黄豆、白扁豆、蚕豆；坚果类：花生、核桃、腰果等
高嘌呤食物 （>150mg/100g）	动物内脏：动物肝、肾、心脏等；鱼类及其制品：沙丁鱼、凤尾鱼、鲨鱼等海鱼、鱼子、鱼皮等；籽虾、蟹黄；各种浓荤汤汁；火锅汤、肉汤、鸡汤、鱼汤等；贝壳类：蛤蜊、干贝等

2）忌（少）用食物：不论病情如何，痛风患者和高尿酸症者都忌（少）用高嘌呤食物，禁酒。浓茶、浓咖啡、辣椒及胡椒、芥末、生姜等辛辣调味品因其能使神经系统兴奋，诱使痛风急性发作，应尽量避免食用。

二、治疗膳食配膳操作规程（图4-7）

治疗膳食配膳操作规程应在普通患者配膳操作规程的基础上注意以下问题。

1. 营养均衡　确保膳食中包含足够的蛋白质、碳水化合物、脂肪、维生素和矿物质，以满足患者治疗的营养需求和治疗要求，确保膳食平衡。

2. 适应性　根据患者的病情变化和治疗进展，灵活调整膳食计划。

3. 医疗监督　谨遵膳食医嘱，并在医师或营养师的指导下进行膳食配膳，确保膳食计划的科学性和有效性。

4. 药物相互作用　注意食物与患者正在服用的药物之间可能存在的相互作用，应避免不良反应的发生。

5. 监测与评估　定期监测患者的营养状况和疾病发展情况，评估膳食计划的效果。

第4章 特殊营养餐配膳流程

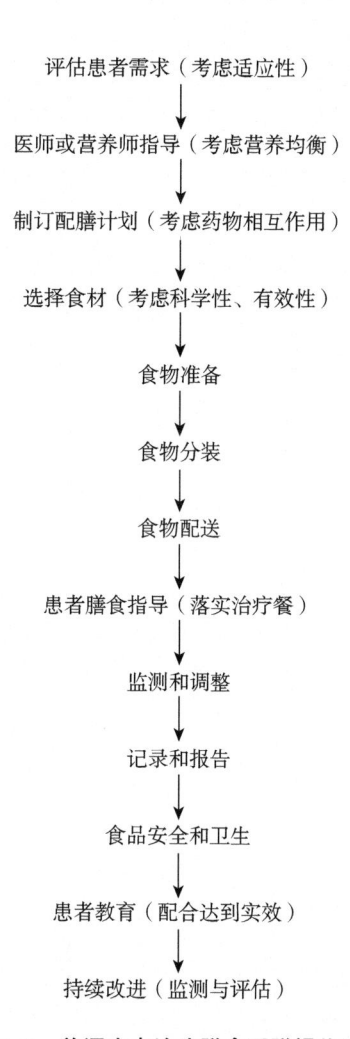

评估患者需求（考虑适应性）
↓
医师或营养师指导（考虑营养均衡）
↓
制订配膳计划（考虑药物相互作用）
↓
选择食材（考虑科学性、有效性）
↓
食物准备
↓
食物分装
↓
食物配送
↓
患者膳食指导（落实治疗餐）
↓
监测和调整
↓
记录和报告
↓
食品安全和卫生
↓
患者教育（配合达到实效）
↓
持续改进（监测与评估）

图 4-7 普通患者治疗膳食配膳操作流程

第三部分

营养配膳员操作辅助知识

第5章

配膳用具消毒灭菌管理

> **学习目标**

掌握配膳用具清洗消毒流程与维护保管。熟悉配膳用具清洗消毒的注意事项。了解配膳用具消毒设备的检查。

在医院餐饮服务行业中，配膳用具作为直接关联到食品安全与患者健康的关键环节，其管理与维护的重要性不言而喻。随着人们生活水平的提高和健康意识的增强，对餐饮卫生的要求也日益严格。因此，建立一套科学、合理、高效的配膳用具管理制度，不仅是保障患者用餐安全的基础，也是提升医院餐饮服务质量和管理水平的重要举措。我们将从管理的重要性、管理原则、具体操作流程及监督等多个方面进行深入分析，以期为医院餐饮服务提供一套全面、可行的配膳用具管理方案。

第一节　配膳用具的分类与清洗

一、配膳用具清洗管理的重要性

配膳用具清洗的重要性主要体现在以下几个方面。

1. **防止细菌滋生和传播**　配膳用具在使用过程中容易沾染各种细菌和病毒，如果不进行清洗，这些微生物会在用具上繁殖，进而污染食物，增加食物中毒的风险。清洗消毒可以有效杀灭这些微生物，保障食品安全。

2. **确保餐饮卫生**　配膳用具的卫生状况是医院供餐食品安全的重要组成部分。清洗可以去除配膳用具表面的污渍和病菌，防止细菌滋生，减少发生食物中毒的可能性。

3. **延长用具使用寿命**　正确的清洗方法可以避免配膳用具受到碳化物和氧化

物的侵蚀，保持配膳用具的光泽和完整性，延长其使用寿命。

4. 保持厨房清洁　配膳用具的清洗还可以帮助保持厨房的清洁卫生。如果配膳用具没有及时清洗，食物残渣可能会积累在配膳用具上，影响厨房的卫生环境。

二、配膳用具清洗管理的原则

配膳用具清洗的原则主要包括以下几个方面。

1. 分类管理　根据配膳用具的材质、用途及污染程度进行分类，分别采取相应的清洗方法。

2. 定时清洗　每餐结束后进行清洗，确保配膳用具的清洁。

3. 规范操作　遵循"除残渣、洗涤剂洗、清水冲、保洁"的顺序操作，确保清洗消毒效果。

三、配膳用具的分类

配膳用具包括餐具、容器、厨具等，是医院餐饮服务过程中不可或缺的组成部分。

1. 餐具类　包括但不限于碗、盘、碟、刀、叉、勺、筷子、餐巾纸等。

2. 厨具类　包括锅、铲、勺、砧板、切刀、蒸笼、烤盘等烹饪及加工工具。

3. 储存容器　包括保鲜盒、密封袋、塑料筐、不锈钢盆等用于食材与成品储存的器具。

4. 清洁工具　包括洗碗机、消毒柜、抹布、拖把、海绵、清洁剂等。

四、配膳用具清洗

配膳用具的清洁与卫生直接关系到食品的安全与患者的健康。为防止食源性疾病的发生，特制订本配膳用具清洗操作规范。确保每一件配膳用具在使用前都能达到安全、卫生的标准。

1. 清洗前准备

（1）穿戴防护装备：操作人员应穿戴干净的工作服、帽子、口罩和手套，以防止污染。

（2）检查用具状况：在清洗前，操作人员检查配膳用具是否有破损、裂痕或食物残渣残留，破损用具应及时更换。

（3）准备清洗工具：操作人员准备好专用清洗池（建议分为预洗池、清洗池、消毒池）、清洗刷、海绵、干净的抹布等清洗工具。

（4）调配清洁剂：根据实际需要，操作人员调配适量的食品级清洁剂（确保无毒、无残留）于清洗池中。

2. 清洗流程

（1）预洗（手工清洗）：将配膳用具放入预洗池中，用流动水初步冲去表面的食物残渣和油污。

（2）清洗（手工清洗）：将预洗后的用具放入清洗池中，使用清洁剂和清洗刷/海绵彻底刷洗用具内外表面，特别注意边缘、角落等难以清洗的部位。

（3）冲洗（手工清洗）：将清洗过的用具移至流动水下，用清水彻底冲洗干净，确保无清洁剂残留。

（4）沥干/风干：将冲洗干净的用具放置在专用的沥干架上，或使用干净的布擦干，避免自然风干过程中二次污染。

（5）有条件的使用大型洗碗机设备，每次要检测清洗效果。

3. 清洗注意事项

（1）配膳用具必须表面光洁、无油渍、无异味。

（2）配膳用具必须无泡沫、无消毒剂味道、无不溶性附着物。

4. 设备定期维护　检查清洗设备、清洗池和储存环境是否保持良好状态，定期清洁、消毒和维护并有记录。

5. 建立清洗记录制度　详细记录每次清洗的时间、方法、人员等信息，以备查验。

6. 洗涤人员个人卫生要求

（1）勤洗手：操作人员在接触配膳用具前后、上厕所后及从事其他可能污染双手的操作后，必须彻底清洗双手。

（2）健康监测：操作人员应定期进行健康检查，患有传染病或皮肤伤口未愈者不得从事配膳用具清洗工作。

通过以上清洗管理，可以确保配膳用具的清洁，进一步消毒灭菌，巩固消毒灭菌的效果，保证卫生安全，保障餐饮服务的卫生质量。

第二节　配膳用具的消毒与灭菌

为保障就餐者身体健康，避免传染病发生，杜绝食物中毒事故。根据《中华人民共和国食品安全法》和卫生防疫部门的有关规定，特别制订配膳用具消毒保洁制度。配膳厅及餐厅所有配膳用具必须经过消毒灭菌后，方可使用。

目前国内外餐具消毒灭菌技术方法一般有两类：一类是物理消毒法，即利用热力杀灭病原微生物。常用的有煮沸、蒸汽、红外线等。另一类是化学消毒法，就是利用化学消毒剂杀灭病原微生物。但后一类有一定副作用，对人体有不同程度的危害，所以国家对用于餐具的化学消毒剂实行严格管制，必须经省以上食品卫生监督机构审查批准方能生产、使用。目前，经国家批准常用于餐具的化学消毒剂有含氯消毒灭菌片、84消毒液等。其中，含氯消毒灭菌片有含氯量高、稳定易保存，入水后易崩解等优点，成为餐具消毒的首选。以上两类中，以物理消毒法最理想。

一、配膳用具消毒、灭菌管理的重要性

配膳用具消毒灭菌的重要性主要体现在以下几个方面。

1. 防止食品污染　配膳用具在餐饮服务过程中可能会接触到各种微生物，如细菌、病毒、霉菌等，这些微生物可能对食品造成污染，影响食品的安全和质量。通过定期对配膳用具进行消毒，可以有效地杀死或抑制这些微生物，从而防止食品污染。

2. 保证食品质量　除了微生物污染外，配膳用具上残留的化学物质、清洗剂等也可能会对食品造成污染。通过定期对配膳用具进行消毒，可以有效清除这些残留物质，保证食品的质量。

3. 防止二次污染　在餐饮服务过程中，如果配膳用具没有经过严格的消毒，可能会在服务过程中对食品造成二次污染。因此，对配膳用具进行定期的消毒可以有效地防止二次污染，保证食品的安全和质量。

4. 确保患者及工作人员健康　食品安全直接关系到患者及工作人员的健康。如果餐食在生产过程中受到了污染，不仅会影响患者及工作人员的健康，还可能引发公共卫生问题。因此，对配膳用具进行定期的消毒是确保消费者健康的重要措施。

5. 去除表面的污垢和有害微生物　配膳用具的清洗消毒可以去除表面的污垢和有害微生物，确保餐具的卫生安全，避免对人体健康造成危害。

二、配膳用具消毒、灭菌管理的原则

配膳用具消毒灭菌的原则主要包括以下几个方面。

1. 彻底清洗　在消毒前，必须彻底清除食物残渣和油渍，确保表面光洁、无污渍。清洗过程中，应使用专用的洗涤剂和流动水，彻底去除污渍和油脂。

2. 选择合适的消毒方法　消毒方法包括物理消毒和化学消毒。物理消毒方法

包括蒸汽、煮沸、红外线等，化学消毒方法则使用含氯消毒剂或二氧化氯消毒剂。物理消毒方法通常需要高温（如100℃以上）并保持一定时间（如10分钟以上），化学消毒则需要确保有效氯浓度达到要求并浸泡足够时间。在医院里多用消毒柜消毒。

3. 确保消毒效果　消毒后的餐用具应符合《食(饮)具消毒卫生标准》(GB14934)的要求，表面光洁，不得有附着物、油渍、泡沫、异味等。

4. 正确存放　消毒后的餐用具应放置在密闭、清洁的保洁柜内，防止再次污染。保洁柜应定期清洗，保持洁净。

5. 定期检查和维护　应定期检查消毒设备、设施是否处于良好状态，确保其正常运行。采用化学消毒的应定时测量有效消毒浓度。

6. 记录和培训　患者使用餐具和食堂使用餐具应建立健全消毒记录制度，记录餐用具的清洗消毒时间、数量、方法、消毒员等信息。同时，应对消毒员进行定期培训，提高其卫生意识和操作技能。

通过遵循这些原则，可以有效保障配膳用具的卫生安全，防止食源性疾病的发生，保障患者及工作人员的健康安全。

三、常用餐具消毒方法

（一）物理消毒法

1. 煮沸消毒法　消毒锅应呈桶状、锅底稍平，水量适度，当水沸时，将餐具放入其中，保持温度100℃，并持续10分钟以上。

2. 蒸汽消毒法　是较常用的方法之一，其法多种多样，有简易蒸汽消毒法、锅炉蒸汽法、电热蒸汽消毒法等，一般要求消毒温度在80℃上，保持30分钟即可。

3. 红外线消毒法　使用红外线消毒柜消毒，温度120℃，消毒时间15~20分钟。

（二）化学消毒法

1. 含氯消毒灭菌片消毒法　浓度控制在1∶200~1∶250，配好的消毒液每4小时更换一次，然后将洗净的碗盘等餐具放入浸泡5分钟以上。

2. 84消毒剂消毒法　用自来水配制成每千克自来水加入84消毒剂10ml，将洗净的餐具放入消毒液中浸泡3~5分钟。化学消毒完毕后应使用流动水清除餐具表面残留的化学消毒剂，去除异味。

3. 化学消毒法注意事项

（1）化学消毒液有一定的刺激性和腐蚀性，必须稀释到规定浓度以后才能使用。

（2）化学消毒液是一种含氯消毒剂，易挥发。装消毒液的容器使用后要用盖子盖好，否则浓度会降低，下次使用达不到消毒效果。

（3）不要将化学消毒液与其他洗涤剂混合使用。

（4）化学消毒液宜用凉水现用现配，一次性使用，勿用50℃以上的热水稀释，需在25℃以下避光保存。

（5）每次清洗消毒工作结束后，要把清洗池、消毒池及地面等清洗干净，并对所用的抹布等工具进行全面消毒。

四、配膳用具消毒与灭菌

配膳用具的消毒灭菌非常重要。配膳用具作为食品接触的直接工具，其卫生状况直接关系到患者及工作人员的健康和安全。加强配膳用具的消毒灭菌管理，对于预防食源性疾病、保障公共卫生具有重要意义。具体的消毒、灭菌方法操作如下。

1. 浸泡消毒法　对于不耐高温的餐饮具及塑制餐饮具等，可以使用漂白粉、高锰酸钾等消毒液浸泡消毒。浸泡时消毒水一定要漫过餐具，清洗过程一定要彻底。

2. 沸水蒸煮消毒法　将洗涤干净的餐饮具放入开水中蒸煮消毒10分钟即可。

3. 蒸汽消毒法　将洗涤干净的餐饮具放入蒸汽箱中，消毒让蒸汽箱的温度在80℃上，保持30分钟即可。灭菌温度100℃，30～60分钟。可以杀灭细菌繁殖体，但不能杀灭芽孢。没有蒸汽箱的餐饮服务单位可以用锅加水煮沸腾后产生的大量热气消毒。高压蒸汽灭菌在132～135℃，进行15～20分钟。

4. 消毒柜消毒法　将餐饮具放进去，温度设定在120℃左右，消毒15～20分钟即可。

通过落实以上消毒灭菌的方法，可以有效确保配膳用具的卫生安全，保障医院餐饮服务的工作质量。

第三节　消毒质量检测与配膳用具保管

一、配膳用具消毒质量检测

洗涤间指定人员负责餐具用具洗涤消毒工作的日常管理，做到消毒规范化。并可通过以下检查方法检查其工作质量。

1. 操作流程检查　首先检查洗涤人员是否按洗涤程序操作，有无弄虚作假，省略消毒程序。

2. 检查消毒设备　检查消毒设备是否正常，如消毒池是否漏水，有无消毒液，消毒柜的温度等。

3. 外观检查　观察餐具的内外壁和底部是否光滑，有无污痕、杂质、水痕等。呈现本色。

4. 感官检测　通过闻味等方式检测餐具是否有异味、残余餐食味等。

5. 化学检测

（1）蒸发残渣检测：检测餐具中不挥发物的含量是否符合标准要求。

（2）高锰酸钾消耗量检测：检测餐具中有机物质的含量是否符合标准要求。

6. 细菌学检测法　是消毒质量检测的重要手段。

（1）检测目的与标准：餐具消毒后的细菌学检测主要目的是评估消毒效果，确保餐具表面无致病菌或达到卫生标准允许的低菌水平。检测通常依据国家相关卫生标准执行，如《食品安全国家标准 消毒餐（饮）具》（GB 14934—2016）等，这些标准详细规定了餐具表面不得检出的致病菌种类及细菌总数的限值。

（2）检测方法概述：餐具消毒后的细菌学检测通常采用取样、培养、计数和鉴定等步骤进行，由营养室感控员执行，感控科定期抽查。具体方法包括但不限于以下内容。

1）取样：随机抽取一定数量的已消毒餐具，用无菌棉签或拭子蘸取适量无菌生理盐水，在餐具内、外表面均匀涂抹取样。

2）培养：将取样后的拭子或棉签放入无菌试管中，加入适量无菌生理盐水振荡洗脱，然后将洗脱液接种到适宜的培养基上，进行一定时间的培养。

3）计数与鉴定：培养结束后，观察培养基上的菌落生长情况，计数并鉴定菌落类型。特别注意区分致病菌与非致病菌。

（3）结果判读方法

1）菌落总数判读：根据培养后的菌落总数，与标准中规定的限值进行比较。如果菌落总数低于限值，则认为消毒合格；反之，则视为不合格。

2）致病菌检测：在培养过程中，需特别关注是否有致病菌生长。一旦发现致病菌，无论数量多少，均视为消毒不合格。常见的致病菌包括大肠埃希菌、沙门菌、金黄色葡萄球菌等。

3）特殊指示菌：某些情况下，还可能根据特定需求检测特殊指示菌，如霉菌、酵母菌等，其判读标准也需参照相关卫生标准执行。

4）考虑因素：在判读结果时，还需考虑检测方法的灵敏度、特异性及可能存在的干扰因素（如消毒剂残留）对检测结果的影响。

（4）注意事项

1）严格无菌操作：整个检测过程中必须严格遵守无菌操作规程，防止交叉污染。

2）合理选择培养基：根据检测目的选择合适的培养基，以提高检测的准确性和灵敏度。

3）正确解读结果：结合实际情况和卫生标准，综合判断检测结果，避免误判或漏判。

4）持续改进：根据检测结果，及时调整消毒工艺和检测流程，持续改进餐具消毒质量。

（5）结论：餐具消毒后细菌学检测结果的判读是保障膳食卫生安全的重要环节。通过科学、准确的检测方法和严格的判读标准，可以有效评估餐具消毒效果，确保餐具达到卫生标准要求。配膳部门及相关卫生监督部门应高度重视这一环节，加强监管和检测力度，共同守护医院的膳食安全。

通过以上方法，可以有效地检测和鉴别餐具的消毒质量，确保餐具的安全使用。

二、配膳用具的保管

在医院餐饮服务中，配膳用具的保管是一项非常重要的工作。它不仅直接关系到膳食的安全与卫生，还影响着患者与工作人员的用餐体验和健康。

（一）配膳用具保管的必要性

1. 法律法规要求　根据《中华人民共和国食品安全法》等相关法律法规的规定，医院营养室必须确保配膳用具的清洁和卫生，防止交叉污染。因此，妥善保管配膳用具是法律法规的必然要求。

2. 消费者需求　随着患者对食品安全和卫生意识的提高，他们对餐饮服务的要求也越来越高。妥善保管配膳用具，满足消费者对干净、卫生用餐环境的需求，是提升医院形象和竞争力的关键。

（二）配膳用具保管的具体措施

1. 清洁卫生　所有配膳用具在使用后均需彻底清洗，去除食物残渣和油污，保持干燥保管，避免潮湿环境导致霉菌滋生，防止细菌生长。

2. 分类存放　配膳用具应按照种类（如碗、盘、筷、勺等）和使用状态（已清洁、待消毒、已消毒）进行分类存放，避免交叉污染。

3. 专用柜架、专门区域　使用不锈钢或食品级塑料材质的专用柜架存放餐具，远离地面、墙壁及污染源。设配膳用具保管区域，确保用具与食品原料、垃圾等分开存放，避免交叉污染。

4. 防尘防虫　餐具存放区应安装防尘罩或门帘，定期清洁，防止灰尘、昆虫等进入。必要时放置入清洁柜中。

5. 定期检查　定期检查配膳用具的完好性，及时更换破损或老化的用品。对于长期不用的配膳用具再次使用时需要先清洁消毒。

6. 安全存放　尖锐或易碎物品应妥善包装，防止意外伤害。

7. 标识清晰　在存放柜架上设置清晰可辨的标识，明确标示餐具的存放位置及状态。

（三）配膳用具保管员的管理制度

1. 责任到人　营养室设配膳用具保管员，明确餐具保管的岗位职责，确保每个环节都有人负责，责任到保管员。

2. 定期培训　定期对保管员进行食品安全及餐具保管知识的培训，提高员工的卫生意识和操作技能。

3. 监督检查　建立监督检查机制，定期或不定期对餐具存放、清洗、消毒等环节进行检查，发现问题及时整改。确保各项保管措施得到有效执行。

4. 应急处理　制订餐具污染或破损等突发事件的应急预案，确保能够迅速有效地应对，防止事态扩大。

这些用具的清洁卫生状况直接影响到食物的卫生质量和患者及工作人员的用餐体验。如果配膳用具管理不善，不仅可能导致食物受到污染，引发食品安全问题，还可能损害医院餐饮服务的形象和信誉，影响营养室的长期发展。

第6章

医院营养室应急预案与操作

学习目标

掌握医院营养室应急预案实施步骤。熟悉应急预案制订的原则、要求和框架。了解应急预案管理者职责和管理体系。

第一节 应急预案相关知识

一、应急预案的概念

1. 定义　应急预案是指各级人民政府及其部门、基层组织、企事业单位、社会团体等为依法、迅速、科学、有序应对突发事件，最大程度减少突发事件及其造成的损害而预先制订的工作方案。一般应建立在综合防灾规划上。

2. 概述　应急预案是针对具体设备、设施、场所和环境，在安全评价的基础上，为降低事故造成的人身、财产与环境损失，就事故发生后的应急救援机构和人员，行动的步骤和纲领，控制事故发展的方法、程序等，预先做出的科学而有效的计划和安排。完善的应急预案是依法、迅速、科学、有序地应对突发事件，最大程度减少突发事件及其造成的损害的重要保证。应急预案要形成完整的文件体系。

二、应急预案的内容架构

1. 总则　说明编制预案的目的、工作原则、编制依据、适用范围等。

2. 组织指挥体系及职责　明确各组织机构的职责、权利和义务，以及应急响应全过程的主管部门与协作部门。

3. 预警和预防机制　包括信息监测与报告、预警预防行动、预警支持系统、预警级别及发布。

4. 应急响应　分级响应程序、信息共享和处理、通信、指挥和协调、紧急处置、应急人员的安全防护、群众的安全防护、社会力量动员与参与、事故调查分析、检测与后果评估、新闻报道、应急结束等。

5. 后期处置　包括善后处置、社会救助、保险、事故调查报告和经验教训总结及改进建议。

6. 保障措施　通信与信息保障、应急支援与装备保障、技术储备与保障、宣传、培训和演习、监督检查等。

7. 附则　包括有关术语定义、预案管理与更新、国际沟通与协作、奖励与责任、制定与解释部门、预案实施或生效时间等。

8. 附录　相关的应急预案、预案总体目录、分预案目录、各种规范化格式文本，相关机构和人员通讯录等。

三、应急预案的四大组成

应急预案由总预案、程序文件、指导说明书和记录四部分构成。

四、应急预案的要求

1. 完备性

（1）应急预案应包括全面的对策和措施，以应对各种可能发生的紧急情况和突发事件。

（2）应涵盖各个部门和岗位的职责和义务，确保各个方面都被纳入考虑。

2. 及时性　应急预案需要及时反映新的威胁、风险和实践经验。它应该是一个持续改进的过程，不断更新和完善，以确保其有效性和适应性。

3. 灵活性　应急预案应具备一定的灵活性，能够适应各种不同的紧急情况和突发事件。它需要提供多种解决方案，以便在不同情况下选择最佳的应对策略。

4. 协调性　应急预案需要与相关部门和机构的预案相协调，确保各方的预案在面对紧急情况时能够互相支持、协同行动。此外，应急预案还应融入组织的整体管理体系，与其他管理活动相一致。

5. 可操作性　应急预案需要简洁明了，易于理解和执行。它应提供具体的步骤和指引，使各个部门和岗位的人员能够在紧急情况下快速行动，并采取适当的措施。

6. 规范性　应急预案需要遵循相关法律法规和标准要求，确保其合法性和规范性。它应与组织内部的政策、流程和程序相一致，不与其他管理活动相冲突。

7. 反馈机制　应急预案需要建立有效的反馈机制，以及时评估和改进预案的性能。它应包括定期的演练和测试，以发现潜在问题和不足，并进行及时调整和改进。

8. 培训和意识　应急预案需要向相关人员提供必要的培训和意识教育，以提高他们的应急反应能力和应对紧急情况的知识水平。这包括定期的培训课程、练习和知识传播活动。

9. 信息共享　应急预案需要建立有效的信息共享机制，确保在紧急情况下各个部门和岗位能够实时获取和交流信息。这可以通过建立紧急情况下的通信渠道和信息系统来实现。

以上是应急预案的基本要求。一个完备、及时、灵活、协调、可操作、规范的应急预案能够帮助组织在突发事件和紧急情况下保持高效和有序的运转，降低损失和风险的发生。各级组织应重视应急预案的制订和实施，并不断改进和完善，以应对不断变化的内、外部环境。

五、应急预案的系统支撑

（1）完善的应急组织管理指挥系统。
（2）强有力的应急工程救援保障体系。
（3）综合协调、应对自如的相互支持系统。
（4）充分备灾的保障供应体系。
（5）体现综合救援的应急队伍等。

六、应急预案管理体系

应急预案应形成体系，要有综合应急预案和针对各级各类可能发生的事故、所有危险源制订的专项应急预案和现场处置方案，并明确事前、事发、事中、事后各有关部门和人员的职责。

（一）综合应急预案

综合应急预案是从总体上制订事故的应急方针、政策，应急组织结构及相关应急职责，应急行动、措施和保障等基本要求和程序。

（二）专项应急预案

专项应急预案是针对具体的事故类别、危险源和应急保障而制订的计划或方案，是综合应急预案的组成部分，应按照应急预案的程序和要求组织制订，并作为综合应急预案的附件。

（三）现场处置方案

现场处置方案是针对具体的装置、场所或设施、岗位所制订的应急处置措施。现场处置方案应具体、简单、针对性强。现场处置方案应做到事故相关人员应知应会，熟练掌握，并通过应急演练，做到迅速反应、正确处置。

在医院营养室的安全管理中专项、现场的应急预案作用很大。

第二节　医院营养室应急预案制订

医院医疗膳食保障单位各种应急预案的制订，均需依据《中华人民共和国安全生产法》《中华人民共和国传染病防治法》《中华人民共和国食品卫生法》及《医疗机构管理条例》《突发公共卫生事件应急条例》等相关法律法规，并结合医院和单位工作实际制定。

一、应急预案的制订要求

（一）预案背景

为保障医院营养室在突发公共卫生事件、自然灾害、事故灾难等紧急情况下，能够迅速、有序、高效地应对，确保患者膳食安全、营养供给和医疗工作的顺利进行，特制订本预案。

（二）预案目标

（1）提高营养室应对突发事件的能力，确保患者膳食安全、环境安全，营养膳食顺利供给。

（2）做好应急预案的宣传、培训工作，提高营养室人人应对突发事件的能力。

（3）建立健全应急管理体系，确保应急物资储备充足，设备处于安全状态，环境处于安全监控状态。

（三）组织机构及职责

1. 应急领导小组

（1）组长：科室主任。

（2）副组长：配膳班长。

（3）成员：厨师、采购员、库管员、配膳员。

2. 应急领导小组职责

（1）负责组织、协调、指挥应急工作。

（2）制订应急工作计划，明确各岗位职责。

（3）设计各项应急措施流程，组织应急演练，做到人人熟练掌握应急流程。

3. 各成员岗位职责

（1）厨师：负责食物制作、烹饪，确保食物卫生、安全。

（2）采购员：负责应急物资采购、储备，确保食物新鲜、保质。

（3）库管员：负责应急物资管理、分发，确保物资无过期、变质。

（4）配膳员：负责配膳、下送膳食服务，确保膳食完整、无遗漏。

（5）小组成员均负责营养室内的电、火、水、煤气、设备的使用安全，确保不发生安全事故。

（四）应急事件

1. 突发公共卫生事件

（1）接到上级通知后，立即启动应急预案。

（2）通知科室全体人员到位，明确各自职责。

（3）对患者进行营养评估，制订营养治疗方案。

（4）加强食物采购、加工、烹饪等环节的管理，确保食物卫生、安全。

（5）加强与相关部门的沟通，确保应急物资供应。

2. 自然灾害事件

（1）密切关注气象（大雨、大雪等）、地质（地震、海啸等）等部门发布的预警信息。

（2）组织科室人员做好防灾、减灾工作。

（3）确保应急物资（食材、配膳用具等）储备充足。

（4）根据实际情况，在不影响膳食医嘱的前提下，调整患者膳食方案，确保营养膳食供给。

3. 事故灾难事件

（1）接到事故报告后，立即启动应急预案。

（2）组织科室人员到达现场，开展救援工作。

（3）对事故中的患者进行营养评估，制订符合需求的营养治疗方案。

（4）加强与相关部门的沟通，确保应急物资到位，确保营养配膳供给服务及时、准确、无差错。

（五）应急物资储备

1. 食物原料　大米、面粉、食用油、肉类、蔬菜、水果等。

2. 营养品　奶粉、营养粉、维生素等。

3. 食品添加剂　盐、糖、酱油、醋等。

4. 食品包装材料　塑料袋、纸箱、一次性餐盒、保鲜膜等。

5. 食品安全检测设备　温度计、湿度计、酸碱度计等。

（六）应急预案培训与演练

（1）定期组织应急培训，提高应急防控的意识，掌握应急流程，做到应急处理时不慌不乱，确保应急工作渗透到每个角落。

（2）开展实地应急演练，检验应急预案的可行性和有效性，检验应急小组的管理水平，检验员工对应急预案的熟悉程度和应急处理能力。

（3）总结演练经验，不断改进完善应急预案。

（七）预案修订

（1）根据营养室的布局、配膳的路线和设备的使用情况，以及员工的不断更新等实际情况，定期修订应急预案。

（2）对应急演练中发现的问题，及时整改，不断提高。

（3）加强与相关部门的沟通，确保预案修订的及时性、准确性和科学性。

二、应急预案的制订原则

（一）以人为本，减少危害

在应急预案的制订和执行过程中，应始终把人的生命安全放在首位，确保在紧急情况下能够迅速有效地保护患者的生命财产安全。

（二）居安思危，预防为主

通过加强日常的安全管理和风险排查，及时发现并消除潜在的安全隐患，防止突发事件的发生。同时，要加强应急准备和应急演练，提高应对突发事件的能力和水平。

（三）统一领导，分级负责

明确各级单位和部门的职责和权限，确保在突发事件发生时能够迅速形成统一指挥、分级负责、协调有序的应急管理体系。通过层层落实责任，确保应急工作的有效开展。

（四）依法规范，加强管理

在应急预案的制订和执行过程中，要严格遵守相关法律法规的规定，确保应急工作的合法性和规范性。同时，要加强对应急工作的监督和管理，确保各项应急措施得到有效落实。

（五）快速反应，协同应对

在突发事件发生时，要迅速启动应急预案，调动各方力量和资源进行应急处置。同时，要加强各部门之间的沟通和协作，确保信息畅通、资源共享、协同应对。

（六）依靠科技，提高素质

在应急预案的制订和执行过程中，要充分利用现代科技手段，提高应急工作的智能化和精准化水平。同时，要加强应急队伍的建设和培训，提高应急人员的专业素质和应对能力。

综上所述，应急预案制订的原则是一个综合性体系，涵盖了以人为本、预防为主、统一领导、依法规范、快速反应和依靠科技等多个方面。这些原则的实施将有助于提高应对突发事件的能力和水平，保障公众的生命财产安全和社会稳定。

三、应急预案制订的有效期

为了确保预案的适应性和实用性，编制单位需建立定期评估机制。这种定期评估不仅有助于提升预案的有效性，更能确保在面对突发情况时，预案能够发挥应有的作用，为应对各种风险提供有力保障。医院营养室有电、水、特别是煤气等易燃易爆危险品，应当每3年进行一次应急预案评估、修改，制订新的应急预案。

第三节　医院营养室应急预案实施

医院医疗膳食保障单位各种应急预案一旦制订，就要坚决贯彻、严格实施、人人知晓、条条落实。同时做到：应急为主、平战结合；统一领导、分级负责；依靠科学、完善管理；及时总结、不断完善。以保障医患和员工的生命安全和身体健康为出发点和落脚点，以平日的充分准备和专业的队伍建设及健全的管理制度为抓手，以快速的反应和科学有效的处置为目标，最大限度减少各种事件造成的损失。

一、医院营养室应急预案实施有效性

应急预案的实施不仅仅是制订预案本身，更重要的是确保预案的有效实施和持续更新。

1. 宣传教育　是提高员工对预案内容的理解和应对能力的重要手段：通过培训和宣传，使员工了解应急预案的内容和操作流程，提高应对紧急情况的意识和能力。

2. 演练　是检验预案可行性和有效性的关键环节：通过模拟紧急情况，检验预案的实用性和员工的应对能力，发现问题并及时改进。

3. 修订　是根据实施过程中的经验和教训，对应急预案进行必要的调整和完善，确保预案的适应性和有效性。

这些实施部分共同构成了应急预案的生命周期管理，确保预案能够在实际紧急情况下发挥应有的作用，保护人员安全，减少财产损失。

二、医院营养室应急预案实施要求

1.组织领导

（1）建立健全应急组织体系，明确各级职责分工。

（2）成立应急指挥部，负责应急工作的组织、协调和指挥。

（3）成立应急领导小组，负责本单位的应急工作。

2. 应急预案编制与修订

（1）根据国家和地方有关法律法规，结合本地区、本单位的实际情况，编制应急预案。

（2）定期对应急预案进行修订和完善，确保其符合实际情况。

3. 应急培训与演练

（1）开展全员应急知识培训，提高各级人员的应急意识和能力。

（2）定期组织实地应急演练，检验应急预案的有效性和可操作性。

4. 预防措施

（1）加强隐患排查，及时发现和消除安全隐患。

（2）建立健全监测预警体系，及时掌握突发事件发生的信息。

（3）加强应急救援队伍建设，提高救援能力。

5. 应急响应

（1）发生突发事件时，立即启动应急预案，采取有效措施进行处置。

（2）按照应急预案的要求，有序开展应急救援、物资保障、人员疏散等工作。

（3）加强信息报送，确保信息畅通。

6. 后期处置

（1）妥善处理突发事件，减少损失。

（2）开展善后工作，确保单位稳定。

（3）总结经验教训，完善应急预案。

7. 法律责任

（1）各级人员要严格遵守应急预案，履行职责。

（2）对违反应急预案规定的行为，依法予以追究。

应急预案的实施是保障人民群众生命财产安全、维护社会稳定的重要手段，各级人员要高度重视应急预案的实施，切实加强组织领导，完善应急预案体系，提高应急处置能力，确保在突发事件发生时能够迅速有序、有效地开展救援工作。

三、医院营养室应急预案实施步骤

应急预案的实施基本过程是一个系统而有序的流程，旨在确保在突发事件发生时能够迅速、有效地进行应对，最大限度地减少损失。这一过程通常包括以下几个关键步骤。

1. 事件确认与评估

（1）确认事件：需要确认突发事件的发生，明确事件的性质、规模和影响范围。

（2）评估风险：对事件可能带来的风险进行评估，包括人员伤亡、财产损失、环境影响等方面，以便为后续决策提供依据。

2. 启动应急预案

（1）激活预案：根据事件的严重程度和预案中的触发条件，决定是否激活应急预案。

（2）组建应急团队：任命应急指挥官，组建由相关人员组成的应急响应小组，明确各自的职责和任务。

3. 制订行动计划

（1）资源调配：调查并调配应急物资、装备和人员等资源，确保应急响应工作的顺利进行。

（2）制订具体行动：根据事件情况和应急预案，制订具体的行动计划，包括疏散、救援、灭火、控制污染等措施。

4. 实施应急响应

（1）传达指令：将行动计划传达给所有应急响应小组成员，明确个人的职责和任务。

（2）协调行动：协调和监督行动计划的实施，确保各项措施得到有效执行。

（3）信息沟通：建立中心沟通点，协调和传播信息，确保内、外部信息的及时传递和共享。

5. 监控与调整

（1）监控进展：监控事件进展和应急响应的有效性，及时调整行动计划以应对情况的变化。

（2）资源调配：根据实际需要，进一步调配应急资源，确保响应工作的持续进行。

6. 后期处理与复盘

（1）救援与恢复：在事件得到控制后，组织救援和恢复工作，减少损失并恢复正常秩序。

（2）复盘总结：对应急响应过程进行全面复盘，评估响应活动的效率和有效性，识别可改进之处。

（3）预案修订：根据复盘结果更新应急预案和培训计划，提高应对突发事件的能力和水平。

7. 宣传培训与演练

（1）宣传培训：通过多种形式开展对营养配膳员应急预案的宣传教育，普及避险、自救和互救知识，增强安全意识。

（2）组织演练：定期组织营养配膳员应急预案演练，提升应急处置能力和水平，确保预案的可行性和操作性。

综上所述，应急预案的实施基本过程是一个涉及事件确认、预案启动、行动计划制订、应急响应实施、监控调整、后期处理与复盘及宣传培训与演练等多个环节的系统工程。通过这一过程的有效实施，可以最大限度地减少突发事件带来的损失和影响。

第四节　医院营养室应急预案

医院医疗膳食保障单位负责医院医务人员和住院患者的膳食烹饪保障工作，每日与水、电、火、油、燃气打交道，还有大量的生熟食品，生产安全和食品卫生安全至关重要，与医院医疗膳食保障单位有关的主要应急预案有《食品中毒突发事件应急预案》《燃气泄漏应急预案》《火灾应急预案》《配膳员安全防范》等。

一、食品中毒突发事件应急预案

1. 目的　为贯彻预防为主的方针，进一步做好食物中毒事故的调查处理工作，迅速查明食物中毒原因并及时有效地控制疫情，保证食物中毒突发事件发生后医疗救护预防控制应急工作高效、有序地进行，最大限度地保护工休人员健康和生命安全。

2. 适用范围　根据食物中毒突发事件的性质、危害程度和涉及范围，将食物中毒突发事件划分为特别重大、重大、较大和一般4个级别（表6-1）。

表6-1　食物中毒突发事件等级划分

Ⅰ级 红色	出现1人死亡或30人以上的健康损害症状
Ⅱ级 橙色	出现20人以上30人以下的健康损害症状
Ⅲ级 黄色	出现10人以上20人以下的健康损害症状
Ⅳ级 蓝色	出现1人以上10人以下的健康损害症状

此预案限用于一般性食物中毒。发生其他较高级别中毒事件要及时逐级上报

乃至疾病防控中心处置。

3. 应急小组架构及职责　成立食物中毒事件指挥小组，作为控制食物中毒突发事件应急工作的决策领导机构。

（1）组织机构

1）组长：营养室主任，现场指挥。

2）副组长：营养室配膳班班长，配合指挥。

3）现场调查组：营养室行政组成员。

4）追回销毁组：营养室厨师班成员。

5）消毒善后组：营养室保管班成员。

（2）职责分工（表6-2）

表6-2　食品中毒突发事件应急小组职责

组长	根据上级指示，发布和解除应急处理命令；组织应急救援队伍进行救援行动；向上级汇报事故情况，必要时向相关单位发出救援请求；组织事故调查，总结应急处置经验教训，更新完善应急预案等
副组长	协助总指挥做好事故现场应急处置工作；负责现场事故应急处置、警戒、疏散等工作；负责组织协调应急救援队伍、医疗救护等救援力量；负责组织现场恢复生产
现场调查组	协助相关部门，详细询问发生食物中毒的时间、中毒人数、可疑中毒食物以及中毒症状等，保留可疑中毒食品和患者吐泻物，积极配合协助救助中毒者
追回销毁组	协助对食品中有毒有害污染物质进行追查溯源和销毁；配合相关部门做好现场检查记录、样品送检记录以及样品检测结果和事件总结报告
消毒善后组	采取恰当手段，对可疑中毒食品、接触中毒食品的餐具、工（用）具、容器设备和相关环境进行消毒处理，草拟善后处理报告

4. 处理程序及措施

（1）日常监督及预警：基层单位营养室负责食品卫生监督、检测、抽检、预警工作。

1）日常食品原材料监管制度：配膳班长对于营养室内食品加工制作膳食行为进行全面监督，加强监督力度。

2）建立食品污染物检测制度：营养配膳感控员对主要食物中毒病源、食物中毒高危食品如散装熟肉、乳及乳制品、水发食品等配合感染科进行监测并加强抽检工作。

3）医学检验预警制度：感染科负责各项信息的汇总，组成的专家预警小组通过对常规监督监测、抽检等综合信息或食物中毒突发事件的分析，做出食物中毒预警报告，批准后启动、变更或结束，相应级别应急响应。

（2）应急处理程序及措施

1）事件报告

①营养配膳员发现可疑食物中毒事件或中毒患者时都应及时报告，不得隐瞒、缓报、谎报或授意他人隐瞒、缓报、谎报。

②责任报告单位营养室和责任报告人应急小组成员必须按《全国突发公共卫生事件应急预案》规定的程序和时限（40分钟内）逐级进行上报，食物中毒事件应急处置小组必须在知道该事件起1小时内以最快捷的通信方式报告给当地食品药品监管部门，包括发生中毒的时间、地点、单位、中毒人数和死亡人数等信息。做到早发现、早报告、早控制。

2）现场调查并积极救治患者：现场调查组人员营养室行政组成员赶赴现场听取病情介绍后，首先评估，并积极参与配合抢救患者。

①中毒患者调查：调查人员营养室行政组成员在就餐现场对工作人员或患者临床表现及进餐史详细进行调查（应对部分同单位或同病区患者未发生食物中毒症状人员进行膳食调查，作为对照组）。

②可疑中毒食物调查：根据食物中毒患者进餐情况分析结果，调查人员营养室行政组成员应追踪可疑食品的供应及制作环节进行溯源调查，同时营养室营养配膳感控员应对可疑食品或原材料采样，对可能污染环节进行涂抹，采样范围尽量广泛。

③取证：食物中毒调查的整个过程是一个取证过程，调查人员营养室行政组成员必须注意证据的客观性、关联性和法律性，现场监督或调查笔录必须经陪同人或被调查人员阅后签字认可。

④医疗救治：立即报告医院应急中心组织医护人员对食物中毒患者进行救治，必要时立即将危重症患者送重症抢救室。

3）现场控制：现场指挥小组在经过初步调查对怀疑为食物中毒的调查对象应依法采取行政控制措施，以防续发。

①控制范围：应急小组厨师班成员封存造成食物中毒或可能造成食物中毒的食品及其原料，封存被污染的食品工具、用具及餐具，并责令先不进行清洗消毒或灭菌处理。

②行政控制实施方式：应急小组成员使用封条（加盖印章）并制作行政控制决定书，在紧急或特殊情况下，应急小组成员可现场予以封存并制作笔录。在采

取封存措施后，立即逐级上报，当事人要承担对封存物品的保全责任，不得私自转移。

③行政控制时间：在封存之日起，15日内完成对封存物品的检验或卫生学评价并做出以下处理决定：属于污染的食品，依法做出予以销毁的行政处罚；属于未污染的食品，以及已消除污染的食品工（用）具、容器等予以解封。做出解封决定时，应送达解除行政控制决定书并开启封条。因特殊事由需延长封存期的，应做出延长控制期限的决定。

④行政控制注意事项：严格控制封存范围，尽量缩短控制时限，避免将不相干的食品和物品列入封存范围，对易腐烂、易损坏的食品、物品，在责令当事人承担保全责任时，酌情予以帮助处理；封存价值高、批量大的食品、物品时要注意听取当事人的陈述和申辩，要把法律的规定讲深、讲透，避免简单、粗暴；经检验和卫生学评价后，认可解封的应尽快解封。

4）善后处理：食物中毒善后处置工作涉及多个方面，包括事故调查、责任追究、补偿安置等，以确保受害者的权益得到保护，防止类似事件再次发生。以下是食物中毒善后处置工作的主要方面。

①事故调查与责任追究：协助配合食品药品监管部门查明食物中毒原因，对责任单位和责任人进行追究。

②补偿与安置：食品安全事故处置结束后，应按规定及时做好人员安置、补偿，包括事故受害者后续治疗费用的及时支付和家人的误工费用等。

③预防措施：加强餐厅、营养室配膳人员管理，必须领取健康证后方能上岗，加强培训，明确监管人员及其职责，完善食品卫生安全设施设备，保持环境整洁，严格食品原材料采购、储存、加工等各个环节的管理，防止食物中毒事件的再次发生。

④完善应急预案：应急小组成员就发生食物中毒事件中的问题进行讨论，修改、完善应急预案。

5. 操作指南

（1）了解食物中毒的症状：常见的食物中毒症状包括腹痛、呕吐、腹泻、恶心、发热等。区分有症状的和没有症状的，症状轻的和症状重的，给予相应的处理。

（2）正确应对：协调医疗救治，对于有意识的患者，帮助患者呕吐，饮水稀释，水分补充，严重脱水需要静脉输液。患者出现严重症状，如呼吸困难、昏迷或心搏骤停，应立即实施急救。

（3）保存食物样本：这有助于确定食物中毒的原因，并采取相应的措施以防止类似事件再次发生。将食物样本放入密封袋中，并将其冷藏以防止细菌滋生。

（4）避免自行用药：在食物中毒急救过程中，不建议自行用药。不同的食物中毒有不同的病原体和原因，自行用药可能会导致不良反应或掩盖真正的病情，因此，应在医师的指导下使用药物。

（5）加强沟通与合作：在应急处置过程中要加强与相关部门的沟通和合作，确保信息畅通、资源共享和协同作战，提高整体应对能力。

（6）食品中毒应急处理流程（图6-1）

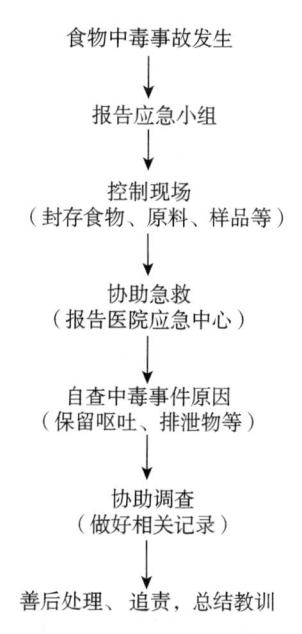

```
食物中毒事故发生
      ↓
  报告应急小组
      ↓
    控制现场
（封存食物、原料、样品等）
      ↓
   协助急救
（报告医院应急中心）
      ↓
 自查中毒事件原因
（保留呕吐、排泄物等）
      ↓
   协助调查
（做好相关记录）
      ↓
善后处理、追责、总结教训
```

图6-1　食品中毒应急处理流程

二、燃气泄漏突发事件应急预案

1. 目的　医院营养室是负责全院工作人员和患者膳食制作配送的重要场所，燃气使用是重要的环节。为在使用时规范安全管理，提高发生问题时的应急反应速度，最有效地预防和控制风险，最大限度地保障工休人员健康和生命安全而制订的应急预案。

2. 适用范围　此预案限用于医院负责工作人员和患者膳食的营养室。

3. 应急组织架构及职责　成立燃气泄漏事件指挥小组，作为控制燃气泄漏突发事件应急工作的决策领导机构。

（1）组织机构

1）组长：营养室主任，现场指挥。

2）副组长：配膳班班长，配合指挥。

3）现场调查组：行政组成员。

4）协调疏散组：厨师班成员。

5）善后组：保管班成员。

（2）职责分工（表6-3）

表6-3 燃气泄漏突发事件应急小组职责

组长	根据上级指示，发布和解除应急处理命令；组织应急救援队伍进行救援行动；向上级汇报事故情况，必要时向相关单位发出救援请求；组织事故调查，总结应急处置经验教训，更新完善应急预案等
副组长	协助总指挥做好事故现场应急处置工作，迅速阻断燃气泄漏；负责现场事故应急处置、警戒等工作；负责组织协调应急救援队伍、医疗救护等救援力量；负责组织现场恢复生产
现场调查组	协助对燃气管道进行巡查；配合相关部门做好现场检查记录及记录上级指示要求和事件总结报告
协调疏散组	协助相关部门，详细询问发生燃气泄漏的时间、地点、可疑环境及有无煤气中毒人员等，安抚工作人员，维护现场，避免二次伤害
善后组	采取细致巡查手段，对营养室全面进行一次燃气管道检查并进行记录，草拟善后检查报告

4. 处理程序及措施　营养室在发生燃气泄漏时的应急预案与操作是确保人员安全、减少损失并快速恢复正常运营的关键。

（1）预警与准备阶段

1）建立预警机制：营养室安装燃气泄漏报警系统，并确保其定期维护和检测，确保灵敏度和准确性。

2）信息报告：应急小组建立快速、准确的信息报告机制，确保在发现燃气泄漏后能够迅速将情况上报给相关部门和领导，以便及时启动应急预案。

3）风险评估：营养室安全员对燃气管道、阀门、接头等关键部位进行定期风险评估，识别潜在泄漏点。

4）培训与教育：科室定期对营养配膳室的工作人员进行燃气安全知识培训，包括识别燃气泄漏的征兆、初步应急处理措施等。定期组织燃气泄漏应急预案的演练，确保所有工作人员熟悉应急流程，提高应对突发事件的能力。

5）应急物资准备：科室储备必要的应急物资，如防毒面具、急救包、警戒带等，并确保其随时可用。

6）外部协调机制：与当地燃气公司、消防部门等建立紧密的协调机制，确保在紧急情况下能够迅速获得专业支持和指导。

（2）应急响应阶段

1）切断气源：在确保安全的前提下，操作间责任人迅速关闭燃气阀门，切断气源，防止泄漏继续扩大。

2）立即报告：一旦发现燃气泄漏，发现者立即报告营养室领导，拨打单位燃气管理中心电话，报告泄漏情况，关闭医院供气总阀门，如漏气严重，请求专业救援。同时报告营养室上级管理部门。

3）启动应急预案：营养配膳部门负责人应立即启动应急预案，组织人员按照预案中的职责分工进行应对，确保在应急响应过程中能够迅速、有序地开展工作。

4）疏散人员：协调组成员立即组织疏散营养配膳部门及周边区域的人员，确保他们远离泄漏点，并引导至安全地带。

5）设立警戒区域：协调组成员使用警戒带等物品设立警戒区域，防止无关人员进入，并避免产生火花等可能引发爆炸的行为。

（3）后续处理阶段

1）配合专业救援：应急小组成员在专业人员到达前，保持现场稳定，提供必要的协助和支持。

2）事故调查：在事故得到控制后，调查组成员组织相关人员对事故原因进行调查，分析泄漏原因和教训，并提出改进措施。

3）恢复运营：在确保安全的前提下，善后组对受损的燃气设施进行报修或更换，并经过严格检查合格后再恢复运营。

4）心理安抚：善后组成员对受到事故影响的人员进行心理安抚和疏导，减轻他们的心理压力和恐慌情绪。

5. 操作指南

（1）识别燃气泄漏：营养室全体成员都应熟悉燃气泄漏的征兆，如气味异常（燃气通常有特殊气味）、声音异常（如泄漏声）等。一旦发现异常情况，应立即采取措施。

（2）正确应对：营养室员工在发现燃气泄漏时，要保持冷静，切勿惊慌失措。应急小组组长按照应急预案中的步骤进行指挥操作，确保人员安全。在泄漏区域内行走时尽量保持低姿态，以减少吸入有害气体的风险。

（3）使用防护装备：在需要进入泄漏区域或进行应急处置时，应急小组成员应佩戴防毒面具等个人防护装备以防止中毒。在使用防护装备前要确保其完好无损且符合使用要求。

（4）避免产生火花：在发现燃气泄漏后组长指挥立即关闭所有电器设备，包括电灯、电扇等可能产生火花的物品。在泄漏区域内禁止使用手机通话或发短信，以免产生电火花引发爆炸。

（5）加强沟通与合作：在应急处置过程中要加强与相关部门的沟通和合作，确保信息畅通、资源共享和协同作战，提高整体应对能力。

6.燃气泄漏应急处理流程　见图6-2。

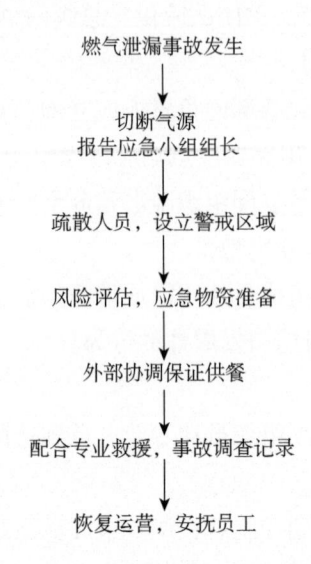

```
燃气泄漏事故发生
      ↓
   切断气源
报告应急小组组长
      ↓
疏散人员，设立警戒区域
      ↓
风险评估，应急物资准备
      ↓
外部协调保证供餐
      ↓
配合专业救援，事故调查记录
      ↓
恢复运营，安抚员工
```

图6-2　燃气泄漏应急处理流程
在应急处理及救治时做好个人防护

三、火灾突发事件应急预案

营养室火灾应急预案是确保在火灾发生时能够迅速、有序、有效地进行初期火灾扑救和人员疏散，最大限度地减少火灾损失的重要措施。

1.目的　医院营养室火灾应急预案的目的是通过科学、合理的预案制订和执行，确保在火灾发生时，能够迅速、有效地进行应急响应；最大限度地保护医院营养室工作人员和餐厅就餐人员的生命安全；减少财产损失，并提高全体员工的消防安全意识，维护医院正常的医疗秩序。预案遵循"预防为主，防消结合"的原则，坚持自防自救，实行严格的科学管理。

2.适用范围　此预案限用于医院内，负责工作人员和患者配膳的营养室及各个楼宇的餐厅。

3.应急组织架构及职责　成立火灾事件指挥小组，作为控制火灾突发事件应急工作的决策领导机构。

（1）组织机构

1）组长：营养室主任，现场指挥。

2）副组长：配膳班班长，配合指挥。

3）现场调查组：行政组成员。

4）协调疏散组：厨师班成员。

5）善后组：保管班成员。

（2）职责分工（表6-4）

表6-4 火灾突发事件应急小组职责

组长	根据上级指示，发布和解除应急处理命令；组织应急救援队伍进行救援行动；向上级汇报事故情况，必要时向相关单位发出救援请求；组织事故调查，总结应急处置经验教训，更新完善应急预案等
副组长	协助总指挥做好事故现场应急处置工作，迅速切断电源、燃气阀门、灭火；负责现场事故应急处置、警戒等工作；负责组织协调应急救援队伍、医疗救护等救援力量；负责组织现场恢复生产
现场调查组	协助对火灾危险因素进行检查；配合相关部门做好现场检查记录及记录上级指示要求和事件总结报告
协调疏散组	协助相关部门，详细询问发生火灾的时间、地点、危险环境及有无人员受伤等，安抚工作人员，维护现场，避免二次事故和人员伤害
善后组	采取细致巡查手段，对营养室全面进行一次防火检查并进行记录，草拟善后检查报告。做好消防知识培训

4. 处理程序及措施　医疗机构营养配膳部门在发生火灾时的应急预案与操作应当全面且具体，以确保员工人员安全、膳食安全、减少损失并尽快恢复正常运营。

（1）预警与准备阶段

1）建立火灾预警系统：营养室与当地消防部门建立联动机制，确保第一时间获取火灾预警信息。同时，在营养配膳部门内部安装火灾自动报警系统，定期进行维护和检查，确保其正常运行。

2）风险评估与隐患排查：营养室安全员定期对厨房设备、电气线路、燃气管道等进行风险评估，识别潜在的火灾隐患。加强对易燃易爆物品的管理，确保其存放位置符合安全要求，远离火源。定期检查消防设施（如灭火器、消防栓等）的完好性和有效性，确保在紧急情况下能够正常使用。员工均要掌握电气开关，燃气阀门的位置，第一时间采取关闭行动。

3）应急物资储备：营养室安全员储备足够数量的灭火器、消防毯等初期灭火器材，并放置在易于取用的位置；准备防护服、呼吸器等个人防护装备，供工作人员在紧急情况下使用；确保应急照明设备充足，以便在火灾导致断电时提供照明。

4）培训与演练：营养室领导组织定期培训，对新入职员工进行消防安全培训，确保其掌握基本的消防安全知识和技能。定期组织全体员工消防演练，提高应对火灾等突发事件的能力。

（2）应急响应阶段

1）立即报告、报警：一旦发现火情或发现火灾迹象，立即启动应急预案，并通知应急小组所有相关人员。火情小的立即使用科室储备的灭火设备灭火，火情严重立即拨打火警电话（如119）报警，并清晰、准确地告知火灾发生的地点、火势大小及是否有人员被困等信息。同时，通知医院消防控制中心和相关部门，启动医院内部的火灾应急预案。

2）启动应急预案：营养配膳部门负责人应迅速组织应急小组成员按照预案中的职责分工进行应对。设立临时指挥部，负责统一指挥和协调各部门的应急处置工作。

3）人员疏散：疏散组成员按照预定的疏散路线，迅速、有序地组织人员撤离到安全地带。特别关注老弱等特殊群体的疏散工作，确保他们得到及时有效的帮助。在疏散过程中，要保持冷静，避免拥挤和踩踏事故的发生。

4）关闭燃气和电气设备：在安全的情况下，应急小组成员或员工立即关闭燃气阀门和电源开关，切断火源和电源供应。如发现燃气泄漏等危险情况，应立即采取措施防止火势扩大并通知医院应急相关部门处理。

5）初期火灾扑救：在确保安全的前提下，使用灭火器等消防器材进行初期火灾扑救。扑救时要注意火势变化，如火势无法控制或蔓延迅速，应立即撤离至安全地带并等待消防部门到来。

（3）后续处理阶段

1）配合消防部门工作：火灾发生后，应积极配合消防部门进行灭火和救援工作。提供必要的协助和支持，如提供火灾现场布局图、消防设施位置等信息。

2）人员救治与安抚：对受伤人员进行紧急救治，并及时送往医院相应科室接受治疗。对受到惊吓或影响的员工和工作人员进行安抚和心理疏导工作。

3）事故调查与总结：火灾扑灭后，应组织应急小组人员进行事故调查工作，分析火灾原因和教训。总结经验教训并提出改进措施建议，完善营养配膳部门的火灾应急预案和日常安全管理措施。

5. 操作指南

（1）保持冷静：应急小组成员在火灾发生时保持冷静是至关重要的。要迅速评估火势大小、火源位置及是否有人员被困等信息，并按照应急预案中的步骤进行应对。

（2）正确使用消防器材：营养室应急小组成员在扑救初期火灾时，要正确使用灭火器等消防器材，了解各种灭火器的适用范围和使用方法，并根据火势大小和类型选择合适的灭火器材进行扑救。

（3）注意个人防护：在火灾现场进行救援和疏散时要注意个人防护工作，救援人员佩戴防护服、呼吸器等个人防护装备以防止吸入有毒烟气和受到伤害。

（4）有序疏散：在疏散过程中，应急小组成员组织要保持有序性以防止拥挤和踩踏事故的发生，按照预定的疏散路线有序撤离到安全地带并等待进一步指示或安排。

（5）加强培训与演练：营养室领导组织定期对营养配膳部门的工作人员进行消防安全培训和演练工作，提高他们的消防安全意识和应急处置能力。通过模拟火灾场景进行实战演练，让工作人员熟悉应急预案和操作流程并掌握基本的灭火技能和疏散方法。

6. 火灾应急处理流程　见图6-3。

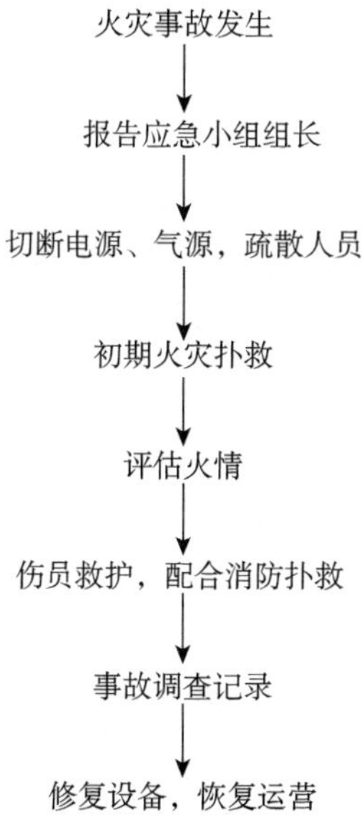

火灾事故发生
↓
报告应急小组组长
↓
切断电源、气源，疏散人员
↓
初期火灾扑救
↓
评估火情
↓
伤员救护，配合消防扑救
↓
事故调查记录
↓
修复设备，恢复运营

图6-3　火灾应急处理流程

四、营养配膳安全防范管理

在医疗机构营养室的日常运营中，营养配膳员扮演着至关重要的角色，他们不仅是患者膳食健康的守护者，也是食品安全防线上的坚强卫士。自我安全防范对于营养配膳员而言，不仅是对个人健康的负责，更是对患者生命安全的尊重和对社会公共卫生责任的体现。自我安全防范的多个环节和细节，可以帮助营养配膳员在繁忙的工作中始终保持清醒的头脑和坚定的信念。履行好自己的岗位职责。

1. 个人卫生与防护　营养配膳员自负其责。

（1）保持全身清洁：保持面部清洁，化淡妆，粉底不易过厚，避免掉落污染餐食与餐具；保持手清洁，严格按照操作前操作后"七步洗手法"洗手，不允许涂抹各种指甲油，避免脱落污染餐食和餐具；勤洗头、洗澡，更换衣服，避免异味上岗。

（2）保持操作时整洁：穿戴好防护用品，在食品加工和配餐过程中，应穿戴好工作服、帽子、口罩和手套等防护用品，防止食物污染和交叉感染；工作服应保持干净、整洁，定期清洗和更换，每周换洗1～2次；帽子要完全覆盖头发，防止头发掉入食品中；口罩要覆盖口鼻，防止飞沫污染食品；手套要选择合适尺寸，避免破损，每餐配膳后更换，特别是在处理不同食材之间及时更换。

（3）保持健康监测到位：每日进行健康检查，如出现呼吸道及消化道等症状，应停止配膳工作，及时就医。一旦发现患有传染病或疑似传染病症状，接受隔离观察，暂离岗位。

2. 配膳操作安全管理　由配膳班班长负责。

（1）保持食材入库、储存、加工安全：食材采购严格验收并详细记录；食材储存与保管严格划区，设明显保质期标识；加工与烹饪避免污染，实时监控，并做留样与记录；配膳过程避免污染，流水作业，配膳用具、餐车严格消毒。

（2）保持工作环境安全：营养室的各个配餐间、厨房、公共区域的卫生清洁无死角；设备维护与保养不容忽视，确保处于良好的备用状态；水、电、气设有专人负责，定期检查并记录签名。

3. 应急预案渗透全体员工　由营养室主任负责。

（1）建立应急处理机制

1）成立应急小组：成员涉及营养室各个部门，有厨师、配膳员、服务员、保管员、统计员、营养室行政人员等，设小组成员24小时值班制。最重要的是小组成员要有高度的责任心。

2）制订科学的应急预案：对营养室涉及的食物、燃气、火、电等制订应急预案。预案在使用中遇到问题时要持续改进。最重要的是应急预案可操作性要强。

3）防范措施全方位覆盖：各个操作间设安全员，在厨房、操作间、库房中设置多个灭火器和消防栓等消防设备，各个电、气开关有明确的标识。最重要的是安全员负责定期进行检查和维护。

4）培训演练不可放松：开展每月的应急演练，熟悉应急预案的内容，熟悉紧急联络方式，如急救电话、值班领导电话等。学习急救知识，掌握基本的急救技能。最重要的是培训演练不走过场。

（2）完善监督与检查管理制度

1）设置监督检查管理小组：各个职能部门抽调一名骨干组成，同样具有高度的专业知识和责任心。确保监督工作的全面性和有效性。

2）知识信息不断更新：小组成员关注食品安全和营养领域的最新动态和研究成果，及时更新自己的知识和技能，不断提升自己的专业素养，在监督检查时，不仅检查还可以督导员工，科学地紧跟配膳事业发展，提高操作能力，提升配膳员的专业管理水平。确保检查工作专业性和严谨性。

3）适应内外部监督与检查：内部监督，对营养配膳工作的各个环节进行定期检查和评估，确保各项措施得到有效落实。外部监督，积极迎接配合各级监督部门，对于发现的问题和隐患及时整改并反馈整改情况，确保营养配膳工作的合规性和安全性。

4. 形成安全事件报告制度　由营养室主任负责。

（1）逐级上报：配膳员发现事件首先报告配膳班班长或营养室主任，报告的内容要规范、准确、详细，包括时间、地点、人、物，事件大小。配膳班班长和营养室主任评估事件程度再逐级上报。要求上报迅速。

（2）报告要求：实事求是，真实可靠；全面及时，涵盖所有；专人负责，承担责任；严肃认真，不可敷衍。

5. 强化配膳员安全事件防范的认知意识　由配膳班班长负责。

（1）每月定期安全教育：组织安全操作培训，包括新员工入职培训、特殊岗位人员培训，新政策下达落实前以及新工艺、新技术应用前的专项培训。利用授课、微信、宣传栏等平台进行宣教，包括应急预案、职业病危害、自救互救等领域的宣传。案例警示教育。

（2）安全质检分3级：明确各部门的安全职责，厨师班长、配膳班长、保管班长、主食班长、副食班长等都是本部门的安全员责任人，成为一级检查员，履行本部门的安全督查。各部门安全员联合，成为二级检查员，成立二级质检组，通过抽查或逐一检查，履行营养室的安全督查，餐厅之间的检查也是二级检查。三级检查是医院后勤行政部门派人来督查。三级检查都要规范的记录归档。

（3）奖惩分明：对事件的发生，追究相关人员的责任，对违反安全规定的行为进行严肃处理。对在安全防范工作中表现优秀的个人和集体给予表彰和奖励。处罚和奖励的方法根据各单位实际情况。

6. 倡导健康生活方式　由营养室主任负责。

（1）保持良好心态：倡导营养配膳员保持积极乐观的心态，避免因情绪波动引发安全事故。在遇到问题时，要学会冷静处理，避免冲动行为。

（2）注重个人安全：提醒营养配膳员注意个人安全，如不轻易泄露个人信息、拒绝高利贷等非法贷款等，避免参与黄赌毒等违法活动。

7. 实时监控　由营养室主任负责。

（1）引入智能监控系统：在操作现场、办公区域等关键部位引入智能监控系统，实时监测安全状况。通过数据分析提前预警潜在的安全风险。

（2）推广安全管理软件：利用安全管理软件对安全数据进行集中管理和分析，提高安全管理效率。同时，通过软件平台向员工推送安全知识和应急处理指南等信息。

综上所述，强化安全防范需要从宣传教育、责任体系、联动机制、日常监管、健康生活方式及科技手段等多个方面入手，通过综合施策、多管齐下，才能有效提升安全防范水平，确保个人、组织乃至社会的安全稳定；安全防范需要从个人卫生与防护、食品安全管理、工作环境安全以及应急处理与培训等多个方面入手，不仅能够确保营养配膳员自身的健康与安全，更能够为患者提供高质量、安全无忧的营养支持。每一位营养配膳员都应将这些措施内化于心、外化于行，成为守护食品安全、维护患者健康的坚定执行者。

参考文献

[1] 杨月欣，葛可佑.中国营养科学全书.北京：人民卫生出版社，2020.
[2] 孙长颢.营养与食品卫生学.北京：人民卫生出版社，2018.
[3] 郭顺堂.现代营养学.北京：中国轻工业出版社，2020.
[4] 胡雯.医院膳食系统管理学.北京：人民卫生出版社，2023.
[5] 袁继红，李铎.医疗机构营养配膳员操作规范（中国健康管理协会团体标准）.北京：中国健康管理协会发布，2021.
[6] 国家市场监督管理局.餐饮服务食品安全操作规范.北京：国家市场监督管理局印发，2018.
[7] 袁继红.医院膳食运行规范.北京：中国出版集团 现代出版社，2014.
[8] 袁继红，李海燕，刘英华.膳食营养与治疗护理手册.北京：科学出版社，2017.
[9] 中国营养学会.中国居民膳食指南.北京：人民出版社，2022.
[10] 范志红.食物营养与配餐.北京：中国农业大学出版社，2023.
[11] 胡雯.医院膳食系统管理学.北京：人民卫生出版社，2008.
[12] 邵浙新.现代医院膳食管理.杭州：浙江大学出版社，2024.
[13] 焦凌梅.老年营养与膳食指导.北京：人民卫生出版社，2021.
[14] 中国营养学会老年营养分会.中国老年人膳食指南.济南：山东美术出版社，2010.
[15] 季兰芳，陈灵娟.膳食营养与食品安全.北京：化工工业出版社，2020.
[16] 王硕，王俊平.食品安全学.北京：科学出版社，2023.
[17] 高岩，程棣妍，皮红英.医院感染监控执行手册.北京：清华大学出版社，2021.
[18] 阎红.烹饪原科学.北京：旅游教育出版社，2016.
[19] 杜立华.烹饪营养与配餐.重庆：重庆大学出版社，2021.
[20] 矛建民.烹饪职业素养与职业指导.北京：科学出版社，2012.
[21] 金琰.职业素养.北京：机械工业出版社，2016.
[22] 刘兰明，刘若汀.职业素养.北京：电子工业出版社，2020.
[23] 邱连波，刘奕彤，王彤.职业院校学生职业素养教育.北京：教育科学出版社，2023.
[24] 张小冰，毛雨.学好《弟子规》提升职业素养.北京：人民日报出版社，2017.
[25] 庄明科，谢伟.职业素养入门与提升.北京：理工大学出版社，2009.
[26] 郝静，王者鹤.大学生职业素质基础教程.长春：东北师范大学出版社，2014.
[27] 全国人大常委会法制工作委员会.食品卫生常用法律法规手册.北京：中国民主法制出版社，2004.
[28] 李尧远.应急管理丛书：应急预案管理.北京：北京大学出版社，2013.
[29] 曹飞凤.应急预案与演练.北京：应急管理出版社，2024.